实用临床呼吸治疗手册

主　编　王胜昱　李亚军

副主编　田　瑶

编　者　高　凡　王晨萍　王　田
　　　　李甜甜　王蓓蕾　兀　威
　　　　刁　鑫　周　晶　杨　敏

世界图书出版公司

西安 北京 上海 广州

图书在版编目(CIP)数据

实用临床呼吸治疗手册/王胜昱,李亚军主编. —西安:世界图书出版西安有限公司,2017.8
ISBN 978 - 7 - 5192 - 3488 - 1

Ⅰ.①实… Ⅱ.①王… ②李… Ⅲ.①呼吸系统疾病—治疗—手册 Ⅳ.①R560.5 - 62

中国版本图书馆 CIP 数据核字(2017)第 194779 号

书　　名	实用临床呼吸治疗手册
	Shiyong Linchuang Huxi Zhiliao Shouce
主　　编	王胜昱　李亚军
责任编辑	胡玉平
装帧设计	新纪元文化传播
出版发行	世界图书出版西安有限公司
地　　址	西安市北大街 85 号
邮　　编	710003
电　　话	029 - 87214941(市场营销部)
	029 - 87234767(总编办)
网　　址	http://www.wpcxa.com
邮　　箱	xast@wpcxa.com
经　　销	新华书店
印　　刷	陕西博文印务有限责任公司
开　　本	889mm×1194mm　1/32
印　　张	6.5
字　　数	180 千字
版　　次	2017 年 8 月第 1 版　2017 年 8 月第 1 次印刷
国际书号	ISBN 978 - 7 - 5192 - 3488 - 1
定　　价	48.00 元

☆如有印装错误,请寄回本公司更换☆

呼吸病学诊治能力水平的提高,其源头来自医学研究的进展,其核心是临床诊治平台建设与人才培训,其质量保证在于落实每一个诊疗的细节。呼吸治疗师正是"诊疗措施具体落实与实施者",是临床医疗质量保证的关键环节。呼吸治疗涉及患者的诊断、治疗、管理、预防和康复指导等领域。相应的操作实施过程,需要由有资质、懂得做、能做好的专业人员——呼吸治疗师——来完成。

在国际上,呼吸治疗学已经历了 50 多年的发展历史,在医疗发达国家中呼吸治疗学科的规范建制与管理也已经有 30 多年的历史,为临床医疗质量的提高和学术研究探索做出了重大贡献。然而,我国呼吸治疗学只是处于起步阶段。只有少数医学院校设置了呼吸治疗学专业,少数医院配备了呼吸治疗师,国家职业管理部门还没有明确的岗位设置。尽管如此,我们不能等待和停滞不前。临床医学的发展模式已日渐清晰,患者对诊疗操作质量保障的需求已经摆在我们的面前。

我国一群有志致力于呼吸治疗事业发展的医疗工作者已经迈开了步伐,初步建立了呼吸治疗学的队伍与工作规范,逐步显示出其对临床医疗质量保障和专科研究探索中的作用。

由西安医学院第一附属医院王胜昱、李亚军等编写的《实用临床呼吸治疗手册》,分别从人工气道的建立、呼吸机参数的设置、波形的认识、脱机拔管和呼吸机相关性肺炎等方面，论述了呼吸治疗的工作路径及临床常见问题的处理策略。

此书的编撰与出版，凝聚了作者团队多年的研究成果与临床工作经验，包含了很多的努力与付出。期盼此书的出版，可以为呼吸治疗专业人员提供参考书，助力呼吸治疗工作的规范化，提高临床治疗水平。让我们共同努力推动我国呼吸治疗学的发展。

广州呼吸疾病研究所所长

中华医学会呼吸病学分会主任委员　　陈荣昌

二〇一七年七月

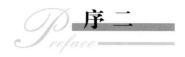

序 二

　　呼吸治疗师在临床工作中的地位已经得到医务工作者和广大患者的认可,然而在中国,呼吸治疗师仍然是一门新兴的职业。特别是随着呼吸与危重症医学、重症医学、急诊医学、麻醉学等专业的发展,以机械通气为主的呼吸治疗专业也在迅速发展壮大。然而,国内有关呼吸治疗的规范、制度和操作流程的书籍并不多见。

　　由西安医学院第一附属医院专家们编写的《实用临床呼吸治疗手册》分别从人工气道的建立管理、呼吸机参数模式的设置、通气波形的认识、脱机拔管和呼吸机相关性肺炎等方面,阐述了机械通气的规范、操作流程以及机械通气过程中常见问题的处理措施。

　　全书图文并茂,语言简明,有助于呼吸与危重症医学、重症医学、急诊医学医师、护士及其他相关专业医师护士和呼吸治疗师学习和阅读。

四川大学华西临床医学院呼吸治疗系主任
四川大学华西医院呼吸与危重症医学科主任　　梁宗安
中华医学会呼吸病学分会呼吸治疗学组副组长
二〇一七年七月

*P*reface 序三

很高兴接到由西安医学院第一附属医院呼吸重症团队出版《实用临床呼吸治疗手册》邀约作序,这是一本围绕使用呼吸器患者,由插入人工气道开始呼吸机的使用到与其相关的注意事项、由适应证到操作流程较全面的一本实用手册,全书图文并茂,让人们很容易阅读及应用。

自从 2010 年在 Las Vegas 认识王胜昱医师,看到他在李亚军院长的大力支持下,2011 年获得 AARC International Fellowship,2012 年底到中国医药大学附设医院学习,2015 年到 Mayo Clinic 学习一年,不断看到西安医学院第一附属医院呼吸与危重症医学科的突飞猛进。

一个单位的进步需要领导人的意志,在李院长的大力支持下,整个呼吸治疗师团队全力以赴,《实用临床呼吸治疗手册》已是该团队的第五本著作。

很高兴有此机会作序,除了感觉荣幸之外,也乐于推荐给呼吸治疗及急重症医学领域的同道阅读。

中国医药大学附设医院呼吸治疗科技术主任
中国医药大学呼吸治疗学系副教授及专业技术人员
台湾医疗质量促进联盟常务理事　　　朱家成
台湾呼吸治疗师公会联合会理事长
世界呼吸照护联盟执行委员会委员

二〇一七年七月

前言

Foreword

经过大家辛苦的努力，《实用临床呼吸治疗手册》一书即将出版。西安医学院第一附属医院呼吸与危重症医学科设置呼吸治疗师岗位已有 5 年，在各位同道和兄弟医院的支持和帮助下，呼吸治疗师团队逐渐开展了床旁呼吸力学监测、人工气道管理、呼吸机调节处理、床旁肺康复等一系列治疗措施，有效提高了危重患者的抢救成功率，成为急危重症患者救治中不可或缺的一部分。

西安医学院于 2009 年招收第一届呼吸治疗专业的学生，当时陕西很多医院和医生不了解呼吸治疗师，不知道他们在临床中的定位。学校专门安排了相关的老师前往美国韦伯州立大学学习，制定了符合我校实际的教学大纲，编写了教学用书。毕业后，我院特别设置了呼吸治疗师岗位，成立了陕西第一支呼吸治疗师团队，为他们的成长创造了良好的平台。这些年，随着医院规模的不断扩大，收治患者的病种和病情越来越复杂，机械通气作为危重症患者救治的一环，呼吸治疗师的地位显得尤其重要。然而，临床上有关呼吸治疗和机械通气基本知识理论的书籍相对缺乏，而且缺乏统一的规范和制度。因此，萌生了出版此书的念头。

该书从插管前、上机时、脱机后等几方面讲述了人工气道管理、呼吸机操作的流程和注意事项以及肺康复的初步理念，适用于呼吸科、急诊科、危重症医学科的医生、护士、呼吸治疗师的阅读和学习。

在编写过程中,我们参考了国内外大量的文献资料,也结合了我们的实践经验,希望增强临床实用性。由于时间仓促及水平所限,书中错误在所难免,恳请各位专家和同道批评指正。

王胜昱　李亚军

二〇一七年仲夏

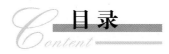

目录

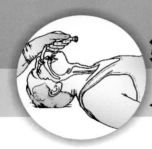

第一章

人工气道的建立与管理

第一节　人工气道的建立

人工气道（artificial airway）是为了保持气道通畅而在生理气道与其他气源之间建立的有效连接，此方式有利于呼吸道分泌物的清除及机械通气。临床可分为简易人工气道、气管插管及气管切开。人工气道的应用指征取决于患者呼吸循环和中枢神经系统功能状况，临床应结合患者的病情需要选择适当的人工气道。

一、口咽通气管的使用

口咽通气管（oral pharyngeal airway，OPA）是一种由弹性橡胶或塑料制成的硬质扁管形人工气道，呈弯曲状，其弯曲度与舌及软腭相似，具有方便吸痰、改善通气功能的作用，主要由翼缘、牙垫、咽弯曲三部分组成。

适 应 证

- 气道分泌物增多
- 呼吸道梗阻
- 舌后坠
- 癫痫发作或抽搐
- 气管插管时替代牙垫

口咽通气管的长度相当于从门齿至耳垂或下颌角的距离，选择合适的口咽通气管是保障患者安全的第一步。宽度以能接触上颌和下颌 2~3 颗牙齿为宜。合适的口咽通气管可以将舌根与口咽后壁分开，打开下咽到声门的气道。口咽通气管太短起不到开放气道的作用，太小则容易滑入气道。所以应尽量选择大一点的通气管，宁大勿小。

操作流程 ▶

- 检查患者有无义齿，评估意识状况，根据患者情况选择合适的口咽通气管型号。
- 放置口咽管时向患者解释清楚目的，取得患者配合。减少放置过程中对患者的损伤，不能强行放置或者撤出，以免造成牙齿松动阻塞气道、引起并发症或其他风险。
- 放置口咽管前先清理气道分泌物以保持呼吸道通畅，将床头摇平，协助患者平躺，头后仰，使口、咽、喉保持在同一水平线上。用压舌板将患者的舌体往下按，然后将口咽通气管的凹面向上，轻压舌背放至咽喉处再将口咽通气管旋转180°，随后固定妥当即可。
- 对于意识不清的患者，操作者用一手的拇指与食指将患者的上唇齿与下唇齿分开，另一手将口咽通气管从后白齿处插入，操作时注意动作应轻柔、准确（图1-1）。

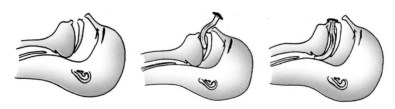

图 1 - 1 口咽通气管的置入方法

|注|意|事|项|

放置口咽通气管的过程中可能引起悬雍垂损伤、门齿折断、咽部充血、窒息、烦躁不安等应激反应。使用口咽通气管的过程中要保持呼吸道通畅、注意呼吸道湿化、监测生命体征、做好口腔护理，具体注意事项如下：

·保持呼吸道通畅：及时吸痰，清理呼吸道，防止误吸及窒息。必要时吸痰前后给予高浓度氧气吸入。

·加强呼吸道湿化：口咽管外口处可覆盖一层生理盐水纱布，既能湿化气道又能防止异物和灰尘吸入。

·监测生命体征：严密观察患者病情变化，随时记录，并备好各种抢救物品和器械，必要时配合医生行气管插管术。

·口腔护理：昏迷者，口咽管可持续放置于口腔内，但应每隔 2～3h 更换位置，并每隔 4～6h 清洁口腔及口咽管一次，防止痰痂堵塞。每日更换口咽管一次，换下的口咽管浸泡消毒后，晾干备用。

二、鼻咽通气管的使用

鼻咽通气管（nasal pharyngeal airway，NPA）是一种简易方便的声门外通气装置，用于解除上呼吸道梗阻、保持气道通畅，有单鼻孔型和双鼻孔型两种。目前在临床上应用比较广泛的是单鼻孔型，长约 15cm，有一定的弧度，咽端斜口较短且钝圆，一般不带套囊，鼻端有一个凸出的翼缘，防止鼻咽通气管掉入鼻腔。鼻咽通气管的型号和内径与长度相关，通常用内径毫米数来表示型号。从患者的鼻腔插入到咽腔后，咽端位于声门外0.5cm处便可支撑起咽后壁，从而解除上呼吸道梗阻，保持气道通畅。

临床上鼻咽通气管型号选择的方法主要是依据其长度，通常分为两种：一种是测量耳垂到鼻尖的长度再加上2.5cm；另一种是测量从外耳道口到鼻尖的长度。鼻咽通气管适用于口咽通气管置入失败或难以置入口咽通气管的患者，如张口困难、张口幅度太小、口腔畸形等，其他适应证同口咽通气管。临床使用鼻咽通气管刺激小，恶心反应轻，容易固定，操作简单。

操作流程▶

·放置鼻咽通气管前应认真检查患者的鼻腔，确定是否有鼻息肉或明显的鼻中隔偏移等。

·选择合适型号的鼻咽通气管，给表面涂抹血管收缩药和局部麻醉药、润滑剂等，以减少鼻腔出血的概率。

·放置前先将患者的体位摆放好（下颌向前，向上托起），通常选择鼻腔较为通畅的一侧（多为右侧）置入，原因是鼻中隔偏移（偏向左侧）较为常见。操作过程中应动作轻柔，避免损伤鼻黏膜（图1-2）。

·将鼻咽通气管插入足够深度后，如果患者咳嗽或抗拒，应将其退出1~2cm。

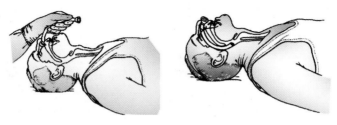

图1-2　鼻咽通气管置入方法

|注|意|事|项|

· 对鼻部气道阻塞、鼻骨骨折、明显鼻中隔偏移、凝血机制异常、脑脊液耳鼻漏、鼻息肉等患者禁止使用。

· 应注意鼻咽通气管置入时间过长可能压迫鼻腔黏膜，造成局部缺血。

· 使用鼻咽通气管的过程中应注意保持鼻咽通气管的通畅和洁净，及时清理气道分泌物。鼻腔内有较多分泌物时，可拔除鼻咽通气管，吸出鼻腔内分泌物，然后重新置入。当鼻咽通气管被气道分泌物阻塞，经吸引后仍引流不畅时应及时更换新的鼻咽通气管。

三、喉罩的使用

喉罩（laryngeal mask airway，LMA），全名喉罩通气道，是置于咽喉腔，用气囊封闭食管和咽喉腔，经喉腔通气的人工气道，避免了气管插管，但又比普通鼻面罩更为有效。与面罩相比，喉罩通气便于外科操作；与气管插管相比，放置喉罩不会引起心动过速和高血压等应激反应。另外，喉罩可采用高压蒸汽消毒并反复使用，操作简单且容易固定，不易脱出。由于喉罩没有使用喉镜插入显露声门、导管插过声门等机械刺激，不易出现喉头水肿、声带损伤、喉返神经麻痹等并发症。主要适用于没有气管插管经验的医护人员和困难气道的开放，尤其是因解剖因素导致的插管困难或颈椎损伤的情况时，可作为紧急气道开放的选择之一。

适应证

· 门诊及短小手术全麻患者
· 全麻下行成人或儿童体表或四肢的短小手术
· 需要紧急建立人工气道的患者

- 需要气道保护但不能行气管插管的患者
- CT 检查及介入治疗中镇静或全麻的气道管理
- 颈椎不稳定的全麻患者
- 危重患者的 MRI 检查

禁 忌 证

绝对禁忌证

- 有反流和误吸危险
- 气管软化
- 患者张口幅度小，喉罩不能通过者

相对禁忌证

- 肺顺应性低或阻力高的患者，此类患者通常需正压通气
- 咽喉部病变：咽喉部脓肿、血肿、水肿、组织损伤和肿瘤导致上呼吸道梗阻时
- 患者已经明确为插管困难或预知插管困难

- 检查通气罩和通气导管，将通气罩充气，检查有无漏气后，尽可能将通气罩内的气体抽空，抽气后形成一个边缘向后翻的椭圆形，使边缘平整无皱褶，这样可使通气罩前端较为坚硬，有利于其通过会厌下方。
- 通气导管应能向后弯曲180°，且无折扭发生。
- 置入喉罩前应给通气罩涂上润滑油。
- 患者取后仰伸位，以左手打开患者口腔，食指握笔样握住气囊和导管的连接部，面罩的栅孔必须沿着咽后壁，导管上标志黑线应向前正对上唇部紧贴硬腭推入。
- 喉罩前端紧贴门齿内侧，并将喉罩后面紧贴硬腭推入咽喉后壁，转为向下，直到阻力产生无法前进。

· 在连接呼吸回路之前，先用注射器给通气罩内注入 10~15ml 空气，如果气道压 <15cmH$_2$O，喉罩周围有漏气，再增加 5~10ml 空气。在通气罩充气前，不应将通气导管固定或与通气环路相连接，因为充气过程中有可能造成喉罩前端位置过深。

· 将喉罩与通气环路相连接，并评估通气的满意程度，如果通气效果不佳，考虑是否由于麻醉过深造成声门闭合，必要时应拔除喉罩重插。

· 确认喉罩位置正确后，放置牙垫并固定。

|注|意|事|项|

· 正压通气时，气道压应 <20cmH$_2$O，避免胃胀。

· 喉罩拔除的时机：麻醉结束，患者自主呼吸平稳，呼吸道反射恢复。

· 喉罩最常见的不良反应是咽痛，发生率约为 10%，主要原因是气囊充气过度所引起。喉罩最严重的不良反应是误吸，相比面罩通气和气管插管，其误吸的发生率较高，因此在进行喉罩通气期间一定要密切观察患者。

四、气管插管术

气管插管是指将一特制的气管内导管经声门置入气管的技术。此项操作可改善气道通畅、通气供氧及防止误吸的发生。气管插管术是各种疾病导致的严重呼吸衰竭，以及心肺复苏时最常用的抢救措施之一，目的是为了保持呼吸道通畅并有效进行机械通气。根据途径不同可分为经鼻气管插管术和经口气管插管术，两者各有不同的优缺点（表1-1）及具体操作流程（表1-2）。

表 1-1　经鼻气管插管与经口气管插管的区别

	经鼻气管插管	经口气管插管
优点	易于耐受，留置时间长 易于固定 易于口腔护理 颜面部压疮小	插入容易，可快速操作，便于抢救 相对管腔大，吸痰容易，对气道阻力影响小
缺点	管腔小，吸痰不方便，对气道阻力影响大 不宜迅速插入，不适合急救 易引发鼻窦炎、中耳炎等并发症	容易移位、脱出 不宜长时间留置，耐受性差，口腔护理不方便 易引起口咽及颜面部损伤

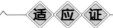

适 应 证

· 心脏骤停或严重循环功能障碍
· 严重的低氧血症和（或）高碳酸血症，需有创机械通气时
· 不能自行清除上呼吸道分泌物、胃内反流物和出血，随时有误吸发生
· 上呼吸道损伤、狭窄、阻塞、气管-食管瘘
· 外科手术和麻醉

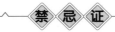

禁 忌 证

相对禁忌证
· 严重的喉头水肿，急性喉炎、喉黏膜下血肿
· 头部无法后仰（如怀疑有颈椎骨折）
· 当气管插管作为抢救患者生命必须采取的抢救措施时，均无绝对禁忌证

表 1-2　气管插管操作流程

操作前准备	· 告知家属行气管插管术的必要性和相对风险，签署气管插管操作同意书。 · 对患者进行气道评估，判断是否符合气管插管适应证，选择气管插管的方法，经鼻/口气管插管。并根据患者目前状况选择喉镜或支气管镜引导插管。 · 采用简易呼吸气囊或无创呼吸机给予患者吸入氧分率（FiO_2）100% 吸入 4~5min，使血氧饱和度达到最高状态。 · 选择适当的镇静镇痛方法。 · 准备牙垫、固定胶布、气囊压力检测表、听诊器。
操作步骤	· 取出活动性义齿，对于牙齿松动者，应尽量保护牙齿（可用一根细线绑住松动牙齿，留线尾于口腔外），防止其坠入呼吸道。 · 选择合适的气管导管，一般成年男性导管内径为 7.5~8.0mm，女性 7.0~7.5mm，检查气囊有无漏气。 · 患者体位：可取仰卧位，肩背部垫高，头后仰，颈部处于过伸位，使口腔、咽部和气管接近一条直线。如可能存在颈髓损伤，不能后仰患者头颈部，防止加重颈髓损伤。 · 暴露声门、插入气管导管。
确认及监测	· 调节气管插管深度，确认导管位置并有效固定导管及监测气囊压力（具体见第一章第二节）。 · 监测生命体征：密切监测患者的心电监护、血压和经皮血氧饱和度（SpO_2），当 SpO_2 低于 85% 时，应立即停止操作，重新通过面罩给氧，每次插管时间不应超过 30~40s。 · 插管后需机械通气患者应立即给予高浓度氧气吸入，待患者氧合稳定后，调节至合适氧浓度。

五、气管切开术

气管切开术（tracheotomy）一般指切开颈段气管（一般为3、4级气管环），插入适当的气管套管，建立新的呼吸道。气管切开具有潜在优势，易于护理并有效改善患者的舒适性，适于长时间机械通气的患者。

适应证

- 各种原因造成的上呼吸道阻塞导致的呼吸困难
- 预防性气管切开
- 各种原因造成的呼吸功能障碍
- 需要长期气管内吸痰
- 需长期机械通气

优点

- 气管切开绕过上呼吸道可改善呼吸生理，相对于未插管的患者，气管切开可以降低约100ml的无效腔通气量。在同样的管径下，气管插管和气管切开的无效腔只相差10~20ml，气管切开可以通过减少气管插管的长度来降低气流阻力达到改善呼吸功的目的。当呼吸频率增加时，这种影响被放大。然而，降低呼吸功耗和气道阻力并不能完全解释气管切开后更容易脱离呼吸机，但气管切开可以降低患者的呼吸功耗，使患者更容易脱离呼吸机。
- 气管切开可以提高患者的舒适性，并减少镇静药物使用。
- 更加方便进行口腔护理和呼吸道分泌物的清理。
- 留置气管切开管的患者有饮食和交流的能力，尤其是在脱离呼吸机后。
- 潜在的缓解由于长期气管插管导致的不良事件，特别是声带损坏、气管狭窄及非预期拔管。
- 患者呼吸稳定后，可以让患者在脱离ICU病房后获得进一步治疗，并且一些研究表明早期的气管切开可以降低ICU的停留时间和住院时间。

临床气管切开分为外科气管切开术和经皮气管切开术。经皮气管切开和外科气管切开相比较，经皮气管切开可降低切口感染和出血的发生率，且经皮气管切开术临床花费少；但两者之间的死亡率相比并无明显差异。气管切开的并发症见表1-3。

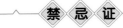 **禁 忌 证**

绝对禁忌证
- 颈椎不稳定性骨折
- 颈前部严重感染
- 尚未控制的凝血功能障碍

相对禁忌证
- 已经控制住的局部感染
- 凝血功能障碍
- 高呼气末正压通气（PEEP）或 FiO_2 需求
- 无法确定体表生理解剖位置（如过度肥胖、脖子粗短、颈部伸展能力差、甲状腺过度肿大、气管移位）
- 气管切开部位靠近烧伤创面或手术切口
- 颅内压升高
- 血流动力学不稳定
- 需要紧急建立人工气道的患者

表1-3 气管切开的并发症

早期并发症（1周及以内）	晚期并发症（>1周）
感染	气管狭窄
出血	气管软化
气管后壁损伤	气管食管瘘
皮下气肿和气胸	
气管切开套管堵塞、移位	

经皮气管切开术包括经皮导丝扩张钳技术、单步经皮旋转气管切开术以及经球囊扩张气管切开术等几种。钳扩式经皮气

管切开技术，利用特殊设计的扩张钳撑开气管，沿引导钢丝将气管套管置入气管，由于其创伤小，感染少，手术切口美观、操作迅速，临床使用比较广泛，下面就钳扩式经皮气管切开技术操作步骤进行描述。

操作流程▶

· 调整患者体位为仰卧位，颈部过伸位。

· 取第一与第二气管软骨环间，或第二与第三气管软骨环节间作为穿刺点，局麻后做 1.5～2.0cm 水平切口。

· 装有生理盐水的注射器从中线插入穿刺部位，进针直到气泡抽出，拔出针筒，留针头于原位。

· 用导丝推送器将导丝送入插管内，导丝进入 10cm 左右，撤出针管，留导丝于原位。

· 沿导丝送入皮肤扩张器，扩张皮下组织和气管前壁，撤出扩张器，留导丝于原位。

· 合拢气管切开钳，沿导丝滑入，当切开钳尖端接触气管前壁时，撑开气管切开钳，扩张皮下组织后，以打开的状态取出气管切开钳。

· 第二次合拢气管切开钳，沿导丝滑入气管内，撑开气管切开钳，扩开气管前壁，以打开的状态取出。

· 沿导丝放入带内芯的气管套管，拔出内芯和导丝，留气管切开插管于原位，气囊充气并固定。

第二节　人工气道的管理

一、经人工气道内吸痰

吸痰是气管插管和气管切开患者必不可少的操作。但是气管内吸痰导致的气道刺激性损伤是不可避免的，并且操作不当极易引发新的感染。因此，吸痰前需对患者进行全面评估。气管内吸痰不是常规性的，只有患者出现吸痰指征时才需要。吸痰的目的是清除肺内分泌物，保持气道通畅，从而有效的改善通气和氧合。

临床给予患者吸痰时一定要选择合适的吸痰管、吸引压力并控制吸引时间，才能有效减少不良反应的发生。吸痰会影响患者的氧合状况，所以吸痰前后应提高呼吸机供氧浓度，必要时给予纯氧 2min 吸入，避免吸痰时发生严重的低氧血症。

吸痰管的选择：吸痰管的粗细取决于分泌物的黏稠度和量，分泌物越黏稠量越多，应选择直径越大的吸痰管。但是当吸痰管的直径过大时，其与黏膜接触面就越大，容易发生支气管黏膜的损伤。成人最常用 10 ~ 12 号吸痰管。临床也可通过公式计算吸痰管的直径：吸痰管的型号 =［气管插管的内径 ID（mm）×3］/2，例如：气管插管的内径 ID 为 8mm 时，（3 × 8）/2 = 12，则该患者的吸痰管应选择 12 号。

吸引压力的选择：吸引压力太小会导致气道分泌物清除不彻底，而吸引压力过高则会导致气道黏膜损伤和肺不张。建议吸引压力控制在 150 ~ 200mmHg（20 ~ 40kPa），最大吸引压力不可超过 400mmHg（53kPa）。

吸引时间的选择：给予患者吸痰时不应超过 15s，因为患者处于非健康状态，健康人屏息时间可长达 25 ~ 30s。吸痰后，至少需要 2min 血氧饱和度才能回到基线。

根据吸痰管的类型，气管内吸痰可分为：开放式吸痰和密闭式吸痰。

（一）开放式吸痰

开放式吸痰是指医护人员在患者与呼吸机三通处进行吸痰。临床上按照固定时间吸痰是不恰当的，必须评估患者情况，需要时进行吸引，吸痰时首先吸引气道内分泌物，再吸引口鼻腔分泌物，从而减少肺部感染的发生。临床气管内吸痰操作准则见（表 1 - 4）。

表 1-4 机械通气患者气管内吸痰临床操作准则

适应证	·肺部大量湿啰音或痰鸣音 ·患者无法产生有效的自发性咳嗽 ·呼吸机上监测的流速/压力曲线的改变 ·容积通气时气道峰压（PIP）的增加 ·压力通气时潮气量（VT）的下降 ·管路可见的呼吸道分泌物 ·胸片提示有分泌物的滞留
禁忌证	大多数禁忌证是患者吸痰后出现的不良反应或与临床状况恶化风险有关。当患者需要吸痰时是没有绝对禁忌的，如果为了避免不良反应而放弃吸痰，事实上可能会威胁患者的生命
危险和并发症	·组织缺氧/低血氧 ·气管/支气管黏膜损伤（吸引压力导致） ·心跳或呼吸停止（吸痰的极端反应） ·心律失常（低血氧、迷走神经刺激、压力等问题所致） ·肺扩张不全（肺容积的减少） ·支气管收缩/支气管痉挛（气管刺激引起的反应） ·感染（患者/医务人员） ·肺出血 ·颅内压升高 ·循环不稳定（高/低血压）
评估需求	评估患者是否需要气管内吸痰
评估检查	·呼吸音改善 ·PIP 降低且 PIP 与 P_{plat} 之间的差距缩小，气道阻力降低或顺应性升高，在压力限制通气时 VT 增加 ·动脉血气（ABG）或血氧饱和度（SpO_2）氧合改善

续表

监测	·呼吸音 ·血氧饱和度（SpO_2） ·呼吸流速与形态 ·脉搏、血压、ECG ·痰液（颜色、量、黏度、味道） ·呼吸机参数 ·ABG ·咳嗽能力

（二）密闭式吸痰

密闭式吸痰管（closed sputum suction tube，CSS）是一种在封闭的塑料薄膜中可灵活抽吸的吸痰管，其与呼吸机相连接，吸痰时吸痰管可以直接进入人工气道而不需要将患者与呼吸机断开（图1-3）。CSS 在整个吸痰操作过程中不影响呼吸机的持续供氧和通气功能，有利于保证患者氧合。开放式吸痰与密闭式吸痰的区别见表1-5。

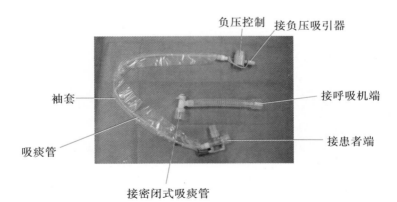

图1-3　密闭式吸痰管连接方式

◆━◇ 适 应 证 ◇━

· 需要较高压力支持维持的机械通气患者，例如急性肺部损伤或 ARDS。

· 高压力支持的机械通气参数：

$PEEP \geqslant 10cmH_2O$

$Paw \geqslant 20cmH_2O$

$Ti \geqslant 1.5s$

$FiO_2 \geqslant 60\%$

· 开放式吸痰时 SpO_2 大幅度降低

· 开放式吸痰时血流动力学呈现不稳定

· 传染性患者

· 患者经常有吸痰的需求

· 混合气体治疗

表 1-5　开放式吸痰与密闭式吸痰的区别

	开放式吸痰	密闭式吸痰
吸痰管使用寿命	一次性	可重复多次使用，有明显污染时更换
安全性	吸痰时患者无呼吸机支持	可维持正常的机械通气，尤其适用高氧浓度和 PEEP 支持（例如：急性肺损伤）的患者
感染风险	增加呼吸机相关性肺炎（VAP）的可能	不增加 VAP 的发生
吸引范围	气管内、口鼻腔分泌物	只能吸引气管内分泌物
吸痰效果	比较彻底	吸痰不彻底
前期准备	准备多，需无菌操作	减少了程序化操作

二、气囊压力监测

治疗危重患者时，气管插管是保证气道通畅的有效手段。然而人工气道的建立会在一定程度上损伤和破坏机体正常的生理解剖功能。对于临床大多数患者，建立人工气道的目的是改善通气和氧合，所以气道的密闭性就显得尤为重要。气囊不仅可以防止机械通气时气体的泄露，保证患者的有效通气量，还可以避免口鼻腔分泌物、胃内容物误吸入呼吸道。但对于气管切开无须机械通气的患者，如果气道自主保护能力良好，可将气囊完全放气或更换为无气囊套管。

临床气囊压力应维持在 $25 \sim 30 cmH_2O$，气囊压力过大会影响气管黏膜血供，当气囊压超过 $30 cmH_2O$ 时，黏膜毛细血管血流开始减少，气囊压力超过 $50 cmH_2O$ 时，黏膜血流完全被阻断。气管黏膜压迫超过一定时间，会导致气管黏膜缺血性损伤甚至坏死，严重时可发生气管食管瘘。相反，如果气囊充气不足，则会导致漏气、误吸等。现阶段临床许多麻醉师、急救医生仍然采用指触法、最小闭合术经验性判断气囊充气是否足够。指触法往往会导致气囊过度充气的发生，气囊压甚至高达 $210 mmH_2O$。因此，不能根据经验判定气囊充气是否足够，可采用气囊压力表直接测量（图 $1-4$）。

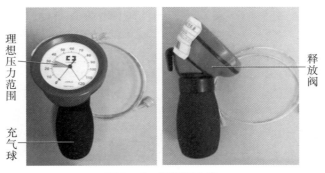

理想压力范围

充气球

释放阀

图 1 - 4　气囊压力表

表盘灰色区域表示气囊压力的理想范围在 $25 \sim 30 cmH_2O$

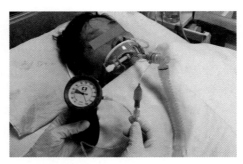

图1-5　手动测压时充气压力宜高于理想值2cmH$_2$O

|注|意|事|项|

· 临床应每8h监测气囊压一次，因为患者的体位活动等会影响气囊压力的改变。

· 连接气囊指示球阀门会出现漏气，每次测量后压力下降约2cmH$_2$O，因此每次手动测压时充气压力宜高于理想值2cmH$_2$O（图1-5）。

· 当气囊测压管内有积水时，气囊实际的压力较小，因此应注意观察及时清理测压管内的积水，临床常见气囊故障见表1-6。

· 如果没有条件测量气囊压，可临时采用最小闭合技术充气。最小闭合技术是指气管插管患者连接呼吸机辅助通气后，将听诊器置于患者喉部可闻及漏气声，然后向气囊内注气，直到吸气时听不到漏气声为止，然后抽出0.5ml气体时，又可听到少量漏气声，再注入0.1ml气体，直到吸气时听不到漏气声。虽然该技术可有效封闭气道且气囊充气量最小，但不能防止气囊上分泌物进入下呼吸道。使用最小闭合术给气囊充气，大部分患者的气囊压力往往均低于20cmH$_2$O。因此，不宜常规采用最小闭合技术给予气囊充气。

· 气囊漏气的临床处理流程（图1-7）。

表1-6 气囊故障原因及解决办法

	可能的原因	建议解决的办法
气囊压力偏低	气囊内气体不足	用气囊压力表增加压力
	气囊指示球阀门损坏	可采用三通连接管封闭指示球阀门（图1-6）
	气囊损坏	更换气管插管
	气管插管管径太小	更换气管插管
气囊压力过高	气囊位于咽喉部	将气管插管内推，使气囊位于气管内
	气囊内气体过多	用气囊压力表降低压力
	使用高压力气囊	更换低压力气囊
	气管插管管径太大	更换气管插管

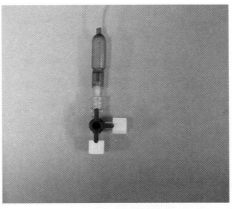

图1-6 采用三通连接管封闭指示球阀门

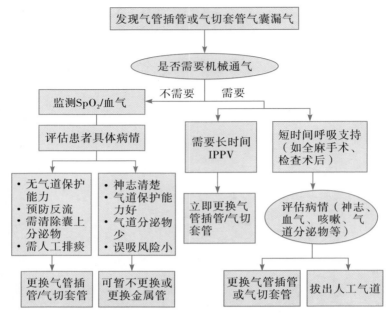

图 1-7 气囊漏气处理处理流程

三、气管插管位置确认方法

气管插管可保证危重症患者的通气和换气。如果误插入食管，会导致胃内容物误吸，甚至胃穿孔或破裂。如果插管位置过深，容易误入一侧支气管，会造成单侧肺通气；插管位置过浅，则很容易脱出。因此，对于气管插管的患者需确定插管的位置，来保障患者的通气安全。临床现阶段确认插管位置是否合适有三种"金标准"：呼气末二氧化碳法（$ETCO_2$），支气管镜及胸部 X 线。

确认气管插管位置的步骤

·听：气管插管气囊充气连接呼吸机后，用听诊器听诊上胸部和腹部的呼吸音，双肺可听到清晰对称的呼吸音，即可确认插管在气道内，且呼吸机送气时胃区不扩张。

·看：气管插管后接简易呼吸气囊给肺部充气时，可见导管口有明显"白雾"样变化，提示气流通过并且可见双侧胸廓对称起伏。

·波形：通过呼吸机或麻醉机呼吸流速波形判断导管是否位于气管内。

·直接征象（金标准）：①监测患者呼出气二氧化碳（CO_2）浓度，如导管在气管内，可见呼气时呈现有 CO_2 呼出的方波；②纤维支气管镜插入气管导管可明确插管的位置；③影像学检查：拍摄 X 线胸片。气管导管远端与隆突的距离为 2～4cm 或导管尖端位于第四胸椎水平为宜。可根据 X 线胸片（图1-8），调整导管深度。

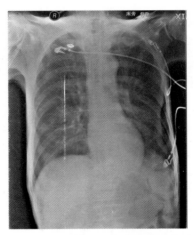

图1-8 胸片显示导管远端与隆突的距离为 2～4cm

临床上虽然可根据以上方法判断气管插管的位置，但都有各自的优缺点。患者状态及体位的改变会直接影响气管插管位置的移动。虽然呼气末 CO_2 可直接动态监测，但是需要配备呼气末 CO_2 检测器和具备相应功能的监护仪。无论是呼气末 CO_2 波形还是数字，都需记录结果，若前六次呼吸可连续监测到呼出的 CO_2，即可确定气管插管在气道内。但临床一些心跳停止的患者，由于没有气体交换，即使导管在气管内，也不能显示 CO_2 存在。此时就不能依靠呼气末 CO_2 来判断气管插管的位置。临床上一旦确定气管插管的位置，就要求呼吸治疗师每班去交接气管插管的外露长度（图 1 - 9），才能最大化确保气管插管的位置安全。

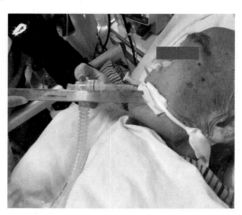

图 1 - 9　导管外露长度的测量方法

注 意 事 项

·一般来说，中等体形成年人，气管导管上 22cm 刻度对准前牙。导管尖端在气管的中下段，距离隆突 2 ~ 4cm。男性：门齿 22 ~ 24cm，女性：门齿 21 ~ 23cm。

·用胸部 X 线确认气管导管位置时，不能除外插入食管的可能性。

·超声确定气管插管的位置：在麻醉和复苏期间，超声能间接准确地动态提供气管插管的解剖学位置，可快速、有效显示膈肌及胸膜的运动。如果气管导管位置准确，超声可以看到双侧膈肌指向腹部的对称运动，提示双侧肺均匀的扩张运动。在超声血管视窗，肺胸壁界面可以轻易看到所谓的肺滑行图像，也就是一种与机械呼吸同步的胸膜运动。如果这种图像在双侧胸部被探及，表明呼吸运动是双侧的，从而可以肯定导管位置是准确的。相反，如果导管位置在食管，则通过导管辅助呼吸时，肺就不会扩张。如果患者仍处在麻醉呼吸停止状态，食管插管使患者的膈肌处于不运动状态，但是必须注意的是食管插管有时可能导致似是而非的膈肌运动，此时膈肌的运动是朝向胸部，因为正压通气通过食管与上消化道使腹内压上升从而推动了膈肌运动。如果导管的顶端位于右主支气管，左侧的膈肌运动就不能看到或者是大大减弱，肺的移动只能在胸腔右侧内看到，在胸腔左侧内只能看到肺的动脉搏动。在一些报道中，导管的位置可直接用超声探及，但是报道有限，只是通过在气管插管口放置探针，或在气囊充满水用气泡来增强回声的情况下才能看清。

四、气管插管固定方法

一旦确定气管插管在合适位置后，随即要快速有效地固定气管插管。临床上固定气管插管的常见方法有口腔固定器和寸带固定法。口腔固定器虽然可以快速有效地固定气管插管，但是长时间固定可导致患者颜面部严重压疮，且不能有效观察患者口腔内部情况。

1. 口腔固定器固定法

将喉镜取出放置口腔固定器，用口腔固定器将气管插管固定于面颊，切记要拧紧旋转螺丝（图1-10）。

2. 寸带固定气管插管法

采用两条1.5cm宽，70~80cm长的寸带。一条对折经气管插管和牙垫绕过颈部，在脸颊部打结，另一条从面部的寸带绕过患者耳部在头顶部打结。固定完毕后在嘴角、耳垂部用纱布衬垫，以保护患者嘴角、颈部皮肤并增加舒适度（图1-11）。

3. 气管切开带固定法

对于气管切开的患者，要保证插管在正中位，系带应外用纱布包裹固定，或者可直接用气管切开固定带直接固定，松紧以伸进一指为宜（图 1 – 12）。

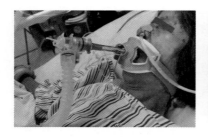

图 1 – 10　口腔固定器固定法

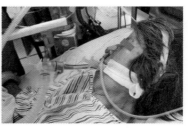

图 1 – 11　寸带固定法

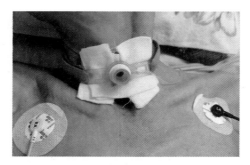

图 1 – 12　气管切开带固定法

注意事项

·口腔固定器要着重注意旋转螺丝的控制能力，临床上旋转螺丝常会发生旋转无力的状况，螺丝是固定气管插管唯一有效直接控制途径，在临床上一定要时刻注意其安全性。口腔固定器虽然可以牢靠固定气管插管，但其不便观察患者口唇部的情况，易导致颜面部压疮。

·寸带固定气管插管在临床上也较为常见，必要时可与口腔固定器交替使用，使用寸带固定法，一定要在患者口角部使用纱布衬垫，防止损伤颜面皮肤并且也要注意打结部位是否松动。

五、主动湿化与被动湿化的注意事项

鼻黏膜对流经上呼吸道的气体具有加热、加湿及过滤清洁的作用。气管插管或气管切开建立人工气道后，吸入气体绕开口鼻上呼吸道，只能由气道和支气管黏膜加温加湿，使气道的温湿化功能减弱。气道的清洁能力和温湿化功能下降会导致气道分泌物黏稠，严重时阻塞气管插管。因此，必须选择合适的气道湿化方式湿润气道、稀释痰液，保障呼吸道通畅及预防肺部的并发症。

正常呼吸时，气管内的气体湿度应该为 $36 \sim 40mg/L$，气体到达隆突时最佳湿度应该为 $44mg/L$，相对湿度 100%，温度 37℃（图 1 - 13）。因此，对有创机械通气患者进行湿化时，气体温度应处于 34℃ ~ 41℃，相对湿度达 100% 来保证人工气道内气体的有效温湿度。临床上 Y 形管处的温度最好控制在 37℃，相对湿度 100%。若是传送的气体温度持续在 41℃ 以上会对患者造成潜在的热灼伤，43℃ 是热损伤的高温报警临界点。温度越高不仅会引起细胞的凋亡，还会造成冷凝水的聚集，过多的冷凝水会导致呼吸机的误触发，而且冷凝水倒流至呼吸道内也会造成感染等问题。温度过低造成气体湿度水平 $<25mg/L$ 达 1h 或者低于 $30mg/L$ 达 24h 或更久，将导致气道黏膜的功能障碍。

临床使用的湿化装置分为两种，即主动湿化（HH）和被动湿化（HME）。两种湿化装置均可以用于机械通气患者吸入气体的加热湿化。主动加热湿化器通过对吸入气体加温并增加水蒸气的含量进行加温、加湿。被动加热湿化器（人工鼻）是指通过储存患者呼出气体中的热量和水分对吸入气体进行加热湿化。

1. **主动加湿器（也称加热湿化器 HH）**

是电力驱动的，由于吸入气体不断地带走热量和水汽，湿化罐中的水会持续消耗，因此湿化罐必须定期加水。加水时要

注意湿化罐水位线，湿化液过多会直接影响湿化效果。主动加湿器故障也可能会引起湿化罐和呼吸机管路过热，因此要定期检查主动加湿器的功能。

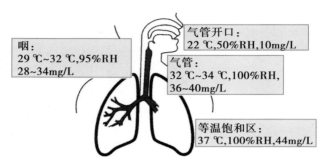

咽：
29℃~32℃,95%RH
28~34mg/L

气管开口：
22℃,50%RH,10mg/L

气管：
32℃~34℃,100%RH,
36~40mg/L

等温饱和区：
37℃,100%RH,44mg/L

**图1-13　自主呼吸时吸入气体在呼吸道不同位置的
正常温度与相对湿度**

2. 热湿交换器（HME）

HME 是一种特殊的过滤器，它安装在的 Y 形管与气管插管之间，可以增加气流的阻力，对气流影响的最小阻力为 0.5～3.6cmH$_2$O/（L·s）。需要注意的是 HME 可产生一定的无效腔，影响气体交换。不同的装置引起无效腔的容积不同，最高可达95ml。被动加湿器不应与主动加湿器一起使用。如果冷凝水或分泌物堵塞 HME，患者不能正常通气应立即更换湿化方式选用主动湿化。HME 一般不如主动湿化器加温加湿效果好，且存在一定禁忌证（表1-7）。它适用短期机械通气，一般不超过96h，建议在临床患者中使用 HH。HH 和 HME 临床使用优缺点见表1-8。

表1-7　湿热交换器（HME）禁忌证

· 低体温（体温 T<32℃）的患者，因为 HME 的加温加湿作用是通过收集呼出气体的温度和湿度来实现的，因此呼出气体温度过低时温湿化作用也会受到影响。
· 有明显血性痰液、痰液过于黏稠且痰量过多的患者。

续表

- 急性呼吸衰竭的患者，HME 会显著增加分通气量、呼吸驱动和呼吸功耗。
- 支气管胸膜瘘患者，呼出潮气量是吸入的 70%，全部呼出气体不进入 HME，因此损失热度和湿度。
- 小 VT 通气的患者，例如 ARDS，应用 HME 会增加无效腔和患者功耗，使 $PaCO_2$ 的水平升高。
- 自主每分通气量 > 10L/min 的患者。
- 机械通气患者雾化治疗时，必须取掉 HME，因为过滤器会阻止雾化的药物进入气管和肺。

表 1-8 HH 和 HME 的优缺点

设 备	优 点	缺 点
主动湿化 （HH）	适用范围广	成本高
	湿化效果好	需加水
	可报警	会产生冷凝水
	温度和湿度范围大	有污染风险
	温度可调节	低电击和灼伤的可能性
	可达到最大绝对湿度	没有过滤性
被动湿化 （HME）	成本低	不适用于所有患者
	被动操作	会增加无效腔
	短期使用方便	会增加阻力
	可去除冷凝水	不宜长时间使用
	便携，轻便	易发生堵塞

注 意 事 项

- 对于无创机械通气的患者，不推荐使用强制性的湿化，因为无创机械通气时，患者的上呼吸道功能是完好的，加热、加湿对于无创机械通气没有明确的必要性。但是湿化可增加无创机械通气患者的舒适度。湿化气体温度可根据患者的舒适度、耐受度、依从性及患者的基础肺部情况来设定，一般 30℃ 即可。

· 冷凝水不能成为判断湿化效果好坏的可靠指标，因为当周围环境与呼吸机湿化温度差距太大时，亦可产生冷凝水。

· 呼吸机回路产生的冷凝水被认为是感染性废物，应按照院感制度严格管理，且不能将冷凝水逆流至湿化罐内。

六、机械通气雾化治疗

雾化治疗主要是指气溶胶吸入疗法，将支气管扩张剂、抗生素或者抗真菌药物等制成气溶胶，以烟或雾的形式经口腔、鼻腔、呼吸道到达肺部的过程。但人工气道改变了其传送方式，在呼吸机的正压作用下药物通过呼吸机管道、人工气道到达肺部。给予机械通气患者雾化的常见方法为定量喷雾剂（MDI）和小容量喷雾器（SVN）。

适 应 证

· 有确切疗效的：如慢性阻塞性肺疾病（COPD）、哮喘等，主要吸入药物包括糖皮质激素、β_2 受体激动剂、抗胆碱能药物、化痰药物等。

· 可能有效的：ARDS 吸入表面活性物质、肺部感染吸入抗生素、肺动脉高压吸入前列环素等。

（一）机械通气雾化治疗的影响因素

包括气雾装置的形成、呼吸机模式的设定、患者病情的危重性、药物性质和类型等。

· 呼吸机相关因素：呼吸机会影响气雾的传送，使用低流速、高 VT 和低呼吸频率，将有助于气雾的传送（表1-9）。

表1-9 影响机械通气患者雾化传送的呼吸机相关因素

呼吸机相关因素	对气雾传送影响
呼吸机模式	自主呼吸大于控制通气，VCV 模式优于 PCV 模式，低流速
潮气量	确认雾化治疗没有无效腔，设定足够的 Vt > 500ml，可改善气雾传送
呼吸频率	较低的呼吸频率可改善气雾的传送
吸气时间	在患者可承受范围内尽量选择较长的 Ti
吸气波形	方波

·药物因素

①频率：机械通气时应缩短雾化吸入间隔时间，增加治疗次数。

②剂型（MDI）：机械通气使用 MDI 雾化时，宜选择腔体状储雾罐连接。

③气溶胶颗粒大小（3 ~ 5μm 最理想）

·患者相关因素：当患者气管插管内有大量分泌物，或者严重支气管痉挛时，随着气流阻塞增加，雾化的效率会大大下降。气道阻塞程度、肺动态过度充气、人机不同步都会影响气雾的传送。

·管路相关因素

①储雾器在回路中的位置：MDI 连接腔体状储雾罐放置于回路不同位置，气溶胶在肺内沉积量会有所差异，置于吸气管路 Y 形管处效果最佳。高频通气雾化治疗时，应将雾化器置于 Y 形管与气管插管之间。

②气管导管的管径：较大的气管导管管径（ET > 7）有助于气雾传送。气管切开由于径路短，雾化吸入时输送至下呼吸道的药量较气管插管多。

③吸入气体温度：湿化器会影响雾化的传送，在增加湿度的同时会使气雾的颗粒变大，减少 40% 至 50% 雾化药物的沉

积。这可能与气溶胶在温湿化时吸附水分子直径增加有关。为了避免上述情况可在雾化时关闭湿化器，待管路完全干燥再行雾化治疗，但长时间吸入干燥的气体会造成呼吸道黏膜损伤等不良反应。权衡利弊，建议在雾化治疗时不关闭湿化器。

④吸入气体密度：机械通气时应用低密度气体输送气溶胶可增加肺内沉积量。必要时可选择压缩氧气或空气驱动喷射雾化器，或者用氦－氧混合气体输送气溶胶。

（二）机械通气如何实施雾化治疗

·MDI：在机械通气期间，MDI 及 SVN 都可以用来传送支气管扩张剂和皮质类固醇（图 1 - 14），但只有 SVN 可用来传送化痰剂、抗生素和表面活性物质。

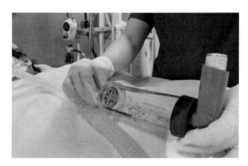

图 1 -14　机械通气 MDI 给药方式

·空气或氧气驱动喷射雾化器：机械通气期间，氧气驱动的喷射雾化是临床常用的一种方法，一般设置的流速为 6~8L/min。但是氧气雾化并不是临床的最佳选择。因为氧气雾化会影响患者的吸入氧浓度、呼吸机流速，而且气溶胶颗粒直径偏大，实际利用率只有55%左右。因此对于无雾化功能的呼吸机，如需进行雾化吸入，建议选择定量吸入剂、超声雾化器或振动筛孔雾化器进行雾化吸入，以免影响呼吸机的送气功能。MDI 与 SVN 的临床使用准则见表 1 -10。

表 1-10　机械通气期间 MDI 与 SVN 给药准则

MDI	SVN
查看医嘱，检查患者，评价雾化治疗的指征	查看医嘱，检查患者，评价雾化治疗的指征
充分吸痰	充分吸痰
握住 MDI，上下摇动 2~3 次	加入药液
将其放在储雾罐的接口处	若使用人工鼻，需将其暂时取下，若使用加热湿化器，可不用关闭
若使用人工鼻，需将其暂时取下，若使用加热湿化器，可不用关闭	将基础气流下调至最小
调节呼吸机，在送气初按压 MDI，若患者为自主呼吸，在自主呼吸开始时按下 MDI，并鼓励患者憋气 4~10s。	连接并打开雾化器：①呼吸机具备雾化功能时，将雾化器放置吸气端距 Y 形管 15cm 处（图 1-15）；②外接气体驱动雾化时，置于同样位置。适当下调设置的容量或压力，必要时更换模式。
两次之间间隔 15s，无须再次摇动 MDI	监测治疗期间是否产生足够的气雾及患者生命体征。
观察患者的情况，注意有无不良反应	重新连接人工鼻，恢复雾化前的机械通气模式及参数
重新连接人工鼻	观察患者的情况，注意有无不良反应
记录并签字	记录并签字

· 一些呼吸机具有雾化接口（图 1-16），如 Drager、伽利略等，许多新型呼吸机配备了雾化功能，因为 SVN 持续雾化容易造成呼气相气溶胶浪费，但是有雾化功能的呼吸机只在吸气相提供雾化送气，避免呼气相气溶胶浪费。

· 气管切开患者的雾化连接：人工气道直径越大、长度越短，气溶胶的输送率越高；气管切开患者雾化吸入时气溶胶输送率较气管插管高。当气管切开患者脱机但未拔管时，如果需要使用雾化器吸入，T 管（雾化装置与呼吸管路的连接管）连接雾化装置较气管切开面罩雾化效率更高（图 1 – 17）。

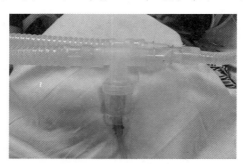

图 1 – 15　雾化器连接位置（吸气支管路距 Y 形管 15cm）

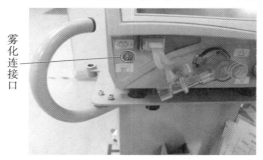

雾化连接口

图 1 – 16　具有雾化功能的呼吸机

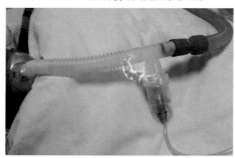

图 1 – 17　气管切开患者的雾化方式

·临床雾化效果的评估：监测患者对支气管扩张剂的反应可从呼吸机上测量患者肺部的顺应性、阻力，也可从患者呼吸音、生命体征与 SpO_2 来评估：

①吸气峰压的降低

②平台压的降低

③尖峰呼气流速（PEFR）增加

④PEEPi（若存在的话）减少。

⑤目前尚无明确标准判断气道阻力改善多少为阳性。

·无创通气时雾化吸入

无创正压通气时，漏气量越大，气溶胶吸入越少。因此，无创通气患者雾化吸入时管路和面罩应尽可能地密闭。雾化器的位置也会影响气溶胶的输送效率，将雾化器置于呼气阀与面罩之间，吸气压升高（$20cmH_2O$）且呼气压降低（$5cmH_2O$）可提高气溶胶输送效率。

|注|意|事|项|

·喷射雾化器通过 T 管连接于呼吸机管路中，药杯通常处于低位，易积聚管路中冷凝水造成污染，因此雾化前应清空管路中积水，雾化结束后尽快卸除雾化器。

·雾化器应专人专用，每次使用完毕需用无菌水或蒸馏水冲洗干净，置于通风处晾干保存。

·小容量雾化器产生的气溶胶量大、持续时间长，而气溶胶黏附在一些精密部件（如流量传感器等）容易造成其损坏。如 Drager 呼吸机，雾化前应关闭流量监测系统，并取下流量传感器，待雾化完毕后在重新放回。

·呼吸机管路中往往有较多接头和弯头，气流容易在这些部位形成湍流，导致气溶胶大量沉降损耗。因此，雾化吸入时，尽量避免呼吸机管路打折。

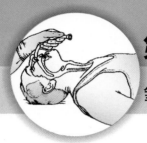

第二章

氧疗及机械通气的设置

第一节　氧　疗

一、各类氧疗装置及适应证

　　氧疗，顾名思义，就是用氧气来治疗疾病或缓解疾病状态，是通过给予患者吸入高于空气中氧浓度的氧气，提高动脉血氧分压、氧饱和度及氧含量来纠正低氧血症，确保对组织的氧供应，达到缓解组织缺氧的目的，是临床上众多治疗措施之一，也是最为普通和常见的一种治疗手段。从重症抢救到长期家庭氧疗，从新生儿到老年，直至临终关怀，氧疗适用于任何缺氧患者，与绝大多数疾病和多个临床学科密切相关。

　　氧气治疗可纠正缺氧，缓解呼吸困难、保护重要脏器，并具有促进疾病痊愈的重要作用。时至今日，氧疗已经存在了230多年。近20年来，一些学者开始思考关于氧疗的不同理念、观点和实施标准是否需要达成一个临床共识，是否需要规范氧疗的实施等问题。国内临床氧疗现状，基本处于无章可循和随意性较强的状态。不少人认为，氧疗有益无害，给氧越多越好，很少考虑氧疗在发挥其治疗作用的同时，是否会对机体产生不良反应或损害，所以一定要规范化氧疗。临床上可根据氧浓度、氧流量以及是否要控制氧浓度将氧疗分为三大类见表2-1。

表2-1　氧疗的分类

根据氧浓度分类	根据氧流量分类	是否控制 FiO_2 分类
低浓度氧疗（$FiO_2 < 40\%$）	低流量氧疗氧流量 $\leqslant 2L/min$	控制性氧疗：严格控制 FiO_2，临床常指将 FiO_2 控制在 30% ~ 40% 以下的氧疗。目的在于缓解缺氧的同时又不消除缺氧对呼吸的兴奋作用，适用于严重通气功能不全，存在严重缺氧又有 CO_2 潴留的患者。
中浓度氧疗（FiO_2 40% ~60%）	高流量氧疗氧流量 $>5L/min$	
高浓度氧疗（$FiO_2 > 60\%$）		非控制性氧疗：不严格控制 FiO_2，可根据病情的需要随意调节氧流量，以达到解除低氧血症的目的。

指　征

- 低氧血症（$PaO_2 < 60mmHg$，$SaO_2 < 90\%$）
- 低血压（$SBP < 100mmHg$）
- 低心输出量及代谢性酸中毒
- 呼吸窘迫（$RR > 24/min$）
- PaO_2 或 SaO_2 低于预期水平

目　的

- 纠正低氧血症或可疑的组织缺氧

· 降低呼吸功
· 缓解慢性缺氧的临床症状
· 预防或减轻心肺负荷
· 根本目的：纠正组织缺氧

适 应 证

· 低氧血症、低血压、呼吸窘迫
· 创伤或其他急性疾病，CO 中毒，严重贫血
· 围手术期
· 应用抑制呼吸的药物，如阿片类

（一）氧疗的装置分类

分类依据：装置提供的气流流量能否满足患者的每分通气量（表2-2）。

表2-2　氧疗装置分类

	优点	缺点	常见用具名称
低流量装置（不固定氧浓度）	经济、舒服、方便	无法获得稳定浓度的氧气，氧浓度受患者呼吸形式的影响	鼻塞、双鼻式、普通面罩
高流量装置（固定氧浓度）	可以获得较为准确的吸入氧浓度	面罩影响患者的饮食和咳嗽	文丘里面罩空氧混合器

（二）氧疗器具

1. 低流量给氧系统

是指所提供的氧气流量小于 15L/min。这类装置主要包括鼻导管、普通面罩及部分重复呼吸面罩、非重复呼吸面罩。

①鼻导管：临床常用的吸氧方式，可提供 1～6L/min 的氧流量（图 2-1）。鼻咽和口咽作为储氧部位，平均容积约为

50ml。氧浓度不随吸氧流量升高而升高,约在24% ~40%。当氧流量 >5L/min 时,FiO$_2$不再增加。高流量可能引起患者不适,导致鼻黏膜干燥,长期吸氧时一定要湿化,优缺点见表2 - 3。

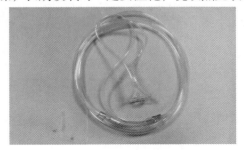

图2 - 1 鼻导管

表2 - 3 鼻导管的优缺点

优点	缺点
使用方便	每分通气量大的患者很难达到高吸入氧浓度 (<40%)
耐受良好	不能用于鼻道完全梗阻的患者
活动自如	可能引起头痛及呼吸道黏膜干燥
方便吃饭及交流	容易移位

②普通面罩:最常用的吸氧装置,密闭性差,通气孔较大,利于空气的进入,FiO$_2$高于鼻导管,但仍不稳定,FiO$_2 \leq 60\%$(图2 - 2)。氧流量一般6 ~10L/min,必须要接湿化瓶,以避免黏膜干燥,临床使用优缺点见表2 - 4。

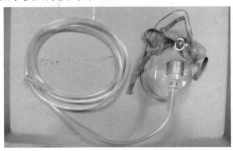

图2 - 2 普通吸氧面罩

表2-4 普通吸氧面罩优缺点

优 点	缺 点
·吸入氧浓度略高于鼻导管 　—≤60% 　—与鼻导管氧浓度差别不 　　显著	·每分通气量大的患者很难达到高的FiO$_2$ ·保持面罩的密闭性是提高 FiO$_2$ 的前提 　—影响饮食及交流 　—可能导致皮肤刺激 ·不易长期使用（氧浓度不准确）

　　③储氧面罩（分为非重复呼吸型和部分重复呼吸型面罩两类）：两者均为普通面罩加储氧气囊，储存气囊内充满氧气可提高 FiO$_2$（图2-3）。部分重复呼吸型面罩中储氧气囊与面罩之间没有单向活瓣，但是面罩上有单向活瓣，允许气体呼出，吸气时空气不易进入，这样可以提高氧浓度，但极易发生 CO_2 潴留。流量8~15L/min 时，部分重复呼吸面罩 FiO$_2$ 可达60%~70%；而非重复呼吸面罩 FiO$_2$ 可达80%以上，优缺点见表2-5。

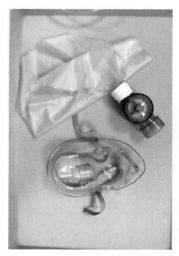 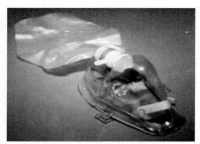

非重复呼吸型　　　　　　　部分重复呼吸型

图2-3 储氧面罩分型

表2-5 储氧面罩优缺点

优点	缺点

·更好的控制 FiO_2
·非插管及机械通气条件下提供最高的 FiO_2
·短期应用效果明显
·不会导致黏膜干燥
	·需要密闭
	  —可能刺激皮肤
	  —影响进食及交流
	  —无法进行雾化治疗
	·不能长期使用

2. 高流量给氧系统

高流量给氧系统是一种供氧性能稳定的装置，一般临床常用的是文丘里面罩（图2-4）。根据文丘里原理，氧气以高流速进入文丘里管，周围气体的压力会下降，从而产生吸附作用将周围的空气带入管路。如果氧流量增加，进入的空气量也相应增加，以保持吸入气体中氧浓度不变。吸入氧浓度与射流孔的口径、空气流入口径及氧流量大小有关，但不受患者呼吸形式的影响。适应于 COPD 和慢性肺源性心脏病的患者。文丘里可提供恒定的 FiO_2，但必须与文丘里装置标记的氧流量一致，才能保证 FiO_2 准确，临床使用优缺点见表2-6。

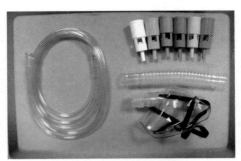

图2-4 文丘里吸氧装置

不同颜色代表不同的吸入氧浓度

表2-6　文丘里装置优缺点

优　点	缺　点
·提供较恒定的吸入氧浓度 ·呼吸形式变化不影响吸入氧浓度 ·可温湿化吸入气体 ·高流速气体可促使面罩中呼出的 CO_2 排出，基本无 CO_2 的重复吸入 ·对于鼻黏膜的刺激小	·面部不适 ·恐惧紧张 ·口鼻干燥 ·面部皮疹

（三）氧疗的副作用

1. 早产儿视网膜病变

早产儿视网膜病变又称为晶状体后纤维增生，发生于接受氧疗的早产儿或低体重儿。过高的氧分压引起视网膜血管收缩、血管坏死，造成视网膜后瘢痕形成，导致视网膜剥离和失明。因此必须保证新生儿血氧分压小于 80mmHg。

2. 氧中毒

氧中毒的预防和治疗原则为维持适当的 PaO_2 同时，将 FiO_2 控制在最低水平，一般认为 $FiO_2 < 40\%$ 是安全的；FiO_2 在 $40\% \sim 60\%$ 可能引起氧中毒，但也有人认为 FiO_2 低于 60% 是无害的；如果 $FiO_2 > 60\%$ 可能发生氧中毒，氧疗时间不宜超过 48h，如果给纯氧，一般不宜超过 24h。

3. 吸收性肺不张

高浓度氧气进入人体后产生的过氧化氢、过氧化物基、羟基和单一态激发氧，能导致细胞酶失活和核酸损害，从而使细胞死亡。而这种损伤最常作用于肺血管细胞，早期毛细血管内膜受损，血浆渗入间质和肺泡中引起肺水肿，最后导致肺实质的改变，肺泡壁的增厚。一旦患者的支气管有阻塞，肺泡内氮气不能被吸收，大量氧气置换后从肺泡吸收进入血液，在吸气过程中，肺泡气体的吸收速率超过了肺泡气体的再充速率，从而发生吸收性肺不张。

二、经鼻高流量氧疗湿化的临床应用

近些年，一种新型的氧疗方式逐渐受到关注，即经鼻高流量氧气湿化治疗（heated humidified high flow nasal cannula oxygen therapy，HFNC），也称为 HHFNC。其通过空氧混合器提供精确的氧浓度（21% ~ 100%），流量可高达 60L/min，37℃ 相对湿度 100% 的气体输送给患者，可减少患者口鼻咽的不适感。HFNC 于 2000 年应用于临床，与经鼻持续气道正压通气（CPAP）相比，是一种新型的无创呼吸支持方式。在新生儿及儿童患者中已经得到广泛的研究，但是在成人中使用的证据还很有限。

HFNC 可调节氧气的浓度和流量，有不同的型号，有的被称为文丘里 MAX，可提供准确的流量（0 ~ 60L/min）及精确的氧浓度（21% ~ 100%）。具体操作原理见图 2 - 5。

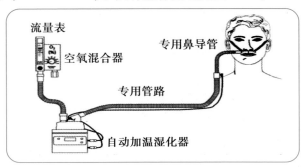

图 2 - 5　HFNC 的操作原理及连接方式

操 作 方 法

· 温度：气体温度在 37℃ 左右。

· 流量：根据患者的需求（0 ~ 60L/min）

· SpO_2 保持在 95% 左右。

· 鼻导管尽量紧贴鼻孔。

适 应 证

- 治疗急性呼吸衰竭
- 拔管后应用
- 治疗急性心力衰竭
- COPD
- 气管镜检查及其他侵入性操作前
- 对面罩不耐受的患者

临 床 优 势

- 精确的流量及吸入氧浓度：
- 咽部生理无效腔的冲刷：咽部生理无效腔冲刷的基本原理是 HFNC 提供持续较高的吸入气体流量，一般超过或与患者的吸气峰流量相符，起到对口咽无效腔的冲刷作用，使上气道的解剖无效腔变小（30L/min 的气流在 1s 内即可冲刷鼻腔气体），减少 CO_2 的重复吸收及生理无效，提高了肺的换气效率。
- 对气体输送加温、加湿：提供温湿化的气体，患者的耐受性更好，保证纤毛黏液系统的正常功能。主动加湿系统可以改善黏液纤毛系统的功能，促进黏液的分泌，减少肺不张的形成，改善氧合状况。
- 产生气道正压：HFNC 提供一定的压力支持，有类似 PEEP 的作用，可改善氧合。流量在 60L/min 时，可产生高达 $8cmH_2O$ 的压力，改善肺顺应性。
- 降低上呼吸道阻力及呼吸功：气体与鼻咽腔及气体之间的摩擦会产生明显的阻力，约占总气道阻力的 50%。鼻咽腔的扩张和缩小会改变阻力的大小。与呼气相比，吸气时鼻咽腔扩张，鼻咽腔表面积增大，气体经过时产生的吸气阻力更大。HFNC 会产生高流速温湿化的气体，鼻咽部在吸气时不需要扩张对吸入气体进行加温加湿，从而降低吸气阻力，避免了克服该阻力所需的呼吸功。

·降低代谢消耗：鼻咽腔加温加湿气体需要消耗相应的能量。具体计算公式为 $E_{total}/L = E_g \times (37 - T_{amb}) + E_{vap} \times (44mg - AH_{amb})$，$E_{total}/L$ 代表吸入 1L 气体所需的总能量，E_g 代表 1L 气体温度升高 1℃ 所需要的能量（大约是 1.2J），E_{vap} 代表 1mg 37℃ 水上升 1℃ 需要的能量以及 1mg 的水蒸发所需要的能量 [（0.263 + 2.260）J]，T_{amb} 代表吸入气体外界环境的温度，AH_{amb} 代表吸入气体的绝对湿度。假设患者吸入气体的外界温度为 21℃，相对湿度 50%（9mg），那么人体需要将气体的温度提高 16℃，需要蒸发 35mg 的水，消耗 107.5J（26cal）。如果一个成人每次吸入 500ml 潮气量，呼吸频率是 12/min，吸入气体大约需要 156cal/min。HFNC 系统可将传递的气体加温至 37℃，湿化至相对湿度 100%，替代了鼻黏膜的代谢功，降低了所需的热量消耗。与其他氧疗方式的比较具体见表 2 - 7。

表 2 - 7　HFNC 与其他氧疗的对比

	普通鼻导管	普通面罩	文丘里面罩	储氧面罩	经鼻高流量
流量（LPM）	1 ~ 6	5 ~ 15	2 ~ 15	10 ~ 15	> 60
氧浓度	22% ~ 44%	40% ~ 60%	28% ~ 50%	60% ~ 90%	21% ~ 100%
精确氧浓度	×	×	√	×	√
能否满足患者需求	×	×	×	×	√
湿化效果	×	×	×	×	√
舒适度/耐受度	√	×	×	×	√
无效腔问题	×	×	×	×	√
分泌物的清除难易度	×	×	×	×	√

―――― **小 结** ――――――――――――

HFNC 目前在成人的应用中仍处于起步阶段，主要用于治疗高碳酸血症和轻度至中度的呼吸衰竭，与传统的 NIV 相比 HFNC 具有更好的耐受性。但是不推荐在严重的低氧血症时使用。HFNC 可以作为重症监护病房和急诊科等其他医疗场所改善氧合的一种方法。HFNC 与 NIV 各有其特点及适应证，但 HFNC 的适应证、应用时机还需要大量的临床研究证实。

第二节 无创机械通气

一、无创呼吸机通气参数设置及操作流程

无创正压通气（noninvasive positive pressure ventilation，NPPV）是指不经过气管插管或气管切开而提供正压通气的技术，包括双水平正压通气（bi-level positive airway pressure，BiPAP）和持续气道内正压（continuous positive airway pressure，CPAP）等多种气道内正压通气模式。BiPAP 是注册的术语，其实质是压力通气加呼气末正压。无创通气途径可选用口鼻面罩、鼻罩或全脸面罩等无创的方法。NPPV 可以用于治疗各种原因引起的急慢性呼吸衰竭，有效缓解呼吸困难、促进气体交换和氧合，有效降低气管插管的比例和相关并发症缩短住院时间及减少死亡率。

（一）NPPV 需要具备的基本条件

· 患者清醒且可以良好配合

· 血流动力学稳定

· 不需要气管插管保护（无误吸、严重消化道出血、气道分泌物过多且排痰不利等情况）

· 无面部创伤或畸形

· 能够耐受鼻面罩

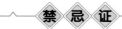

· 对于轻中度呼吸性酸中毒（pH 为 7.25~7.35）的 AE-COPD 患者及稳定期的 COPD 患者。

· 心源性肺水肿患者可首先尝试 CPAP，CPAP 失败和 $PaCO_2 > 45mmHg$ 时可应用 BiPAP。

· 免疫功能受损合并呼吸衰竭患者。

· 哮喘急性发作在没有禁忌证时可以尝试使用，若 NPPV 治疗后没有改善，应及时气管插管进行有创通气。

· 肺实质病变，如 ARDS、肺炎。

· 撤离有创正压通气后的序贯通气。

· 胸廓畸形、神经肌肉疾病导致的急性高碳酸血症。

禁 忌 证

NPPV 的绝对禁忌证和相对禁忌证，见表 2-8。

表 2-8 无创机械通气禁忌证

绝对禁忌证	相对禁忌证
心跳呼吸停止	气道分泌物多/排痰障碍
自主呼吸微弱、昏迷	严重感染
误吸可能性高	极度紧张
合并其他器官功能衰竭（血流动力学不稳定、消化道大出血/穿孔、严重脑部疾病）	严重低氧血症（$PaO_2 < 45mmHg$）、严重酸中毒（$pH \leqslant 7.25$）
面部创伤/畸形/术后	近期上腹部手术后（尤其要严格胃肠减压者）
未经引流的气胸	上气道梗阻
不合作	严重肥胖

(二) NPPV 的常见模式

1. **双水平正压通气** (BiPAP)

· 自主呼吸触发 + 时间触发 (图 2-6)

· 自主呼吸频率 > 呼吸机预设频率时，呼吸机与患者呼吸频率保持完全同步

· 自主呼吸频率 < 呼吸机预设频率时，呼吸机按照提前预设的频率通气

· 适用大多数患者，且临床常用，$\Delta PS = IPAP - EPAP$，决定患者潮气量的大小

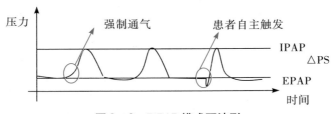

图 2-6　BiPAP 模式下波形
ΔPS 决定潮气量大小

2. **持续气道正压通气** (CPAP)

· 在整个呼吸周期内，气道都保持正压，且吸气相和呼气向压力相等，相当于 PEEP，可增加功能残气量、抵消内源性 PEEP，改善氧合、减轻呼吸功耗 (图 2-7)。

· 适用于自主呼吸稳定的轻度患者、阻塞性睡眠呼吸暂停综合征 (OSAS)、肺水肿

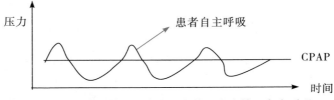

图 2-7　CPAP 模式患者在一定的压力支持下自主呼吸

(三) NPPV 常用参数的设置

1. 吸气相气道正压（IPAP）（图 2-8）

·IPAP 越高，对患者的支持越大，患者呼吸做功就越少，增加通气量，降低 $PaCO_2$。

·调节原则：一般 $6 \sim 10cmH_2O$ 开始，$5 \sim 20min$ 内逐渐增至合适治疗水平，常用范围为 $10 \sim 25cmH_2O$。

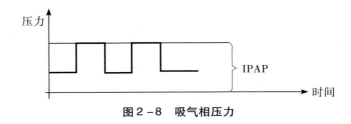

图 2-8　吸气相压力

2. 呼气相气道正压（EPAP）

·相当于 PEEP，增加功能残气量，复张肺泡，增加氧合（图 2-9）。

·有内源性 PEEP 时，外源性 PEEP 可以对抗内源性 PEEP 降低呼吸做功。

·一般从 $4cmH_2O$ 开始调节，研究指出，使用 $4cmH_2O$ 或更高的 EPAP，可以改善流经呼吸系统的持续气流，减少 CO_2 的重复吸入，常用范围：$4 \sim 6cmH_2O$，低氧性呼吸衰竭时，可以调节到 $4 \sim 12cmH_2O$。

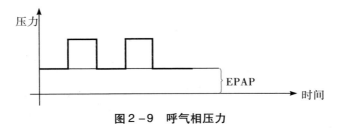

图 2-9　呼气相压力

3. **呼吸频率**（RR）

·S/T 模式时，设定的呼吸频率（RR）为后备频率，保证通气量，一般设置为 10～20/min。

4. **压力上升时间**（Rise time）

·患者触发呼吸机送气后压力达到目标压力的速度（图 2-10）。

·可以减少患者呼吸做功，提高患者舒适度，减少人机不协调。

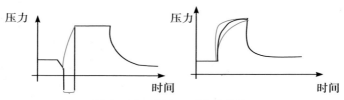

图 2-10　压力 - 时间曲线图

蓝色部分代表压力上升时间，右图代表不同压力上升时间导致不同的吸气峰压及流速。（具体分析见第三章第一节）

患者面罩的选择，见表 2-9。

表 2-9　无创机械通气面罩的优缺点

	优点	缺点
鼻面罩	·易于固定于患者面部 ·减少幽闭恐惧症、吸入的风险小 ·无效腔小	·眼部刺激 ·口腔干燥 ·鼻塞 ·鼻面部的压疮
全脸式面罩	·减少经由口部的漏气 ·减少气道阻力	·吸入的风险增加 ·窒息的风险增加 ·无效腔增加 ·幽闭恐惧症 ·难以固定和安装

	优点	缺点
鼻罩	·方便进食、交流 ·减少幽闭恐惧症 ·吸入的风险小 ·可不用移除鼻罩有效清除分泌物 ·无效腔量较小	·鼻部周围的压疮 ·口部漏气 ·鼻腔阻力较高 ·形成鼻窦炎

（四）NPPV 期间的加湿作用

NPPV 可导致鼻黏膜的干燥、鼻腔阻力的增加，造成患者的耐受度降低。无创机械通方式并没有破坏患者的上呼吸道，所以在无创机械通气时吸入气体温度应该依照患者的舒适度、耐受度、依从性及患者基础肺部情况来设定，临床上一般将吸入气体温度控制在30℃即可。

无创通气效果的判断

患者使用 NPPV 1~2h 内观察患者状态及临床指标的改变，如果患者没有改善或者情况加重说明患者 NPPV 治疗失败，应尽早考虑气管插管行有创通气。但患者也可能有以下表现：

·血气分析没有改善但是临床症状有所改善（呼吸频率改善、心率和血压趋于正常），床旁监测内容见表2-10。

·患者呼吸明显舒服，不使用辅助肌肉呼吸。这些说明患者心负荷有所好转，但气体交换情况没有改善，可以继续使用 NPPV，临床必须密切观察，以免耽误插管时机。

表2-10 无创通气时床旁监测内容

一般状态、神志等	
呼吸系统	呼吸困难的程度、呼吸频率、胸腹活动度、辅助呼吸肌活动、呼吸音、人机协调性
循环系统	心率、血压

续表

	一般状态、神志等
通气参数	潮气量、压力、频率、吸气时间、漏气量等
血气分析	pH、PaO_2、$PaCO_2$、SpO_2
不良反应	胃肠胀气、误吸、口鼻干燥、鼻面部的皮肤压疮、排痰障碍、恐惧及气压伤等

（五）NPPV 撤离程序

NPPV 撤离的程序见图 2-11。

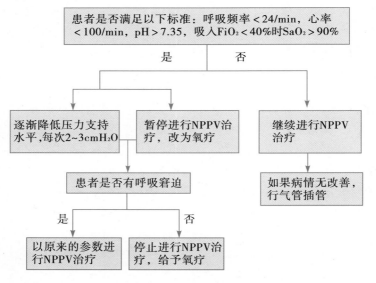

图 2-11 NPPV 撤离程序

（六）无创通气操作流程

无创通气操作流程见表 2-11。

表 2-11 无创呼吸机操作流程

	流程说明/注意事项
核对医嘱	确定医生已开立即使用无创呼吸机的医嘱
查阅病史	·病史及体格检查 ·住院相关资料（诊断、住院原因及使用呼吸机原因） ·住院治疗记录 ·动脉血气分析报告
避免交叉感染	·洗手： （1）拿取物品前 （2）操作过程中认为有污染的可能 ·当可能被体液及血液污染时，需遵循一般感染措施 （1）手套、口罩必要时请穿戴隔离衣
物品准备	·安装完好的无创呼吸机一台，根据患者脸型选择大小合适的鼻/面罩一个、听诊器 ·灭菌注射用水
确认患者及呼吸机的初始设定	·患者意识清楚、与患者交流使用 NPPV 的重要性，呼吸时用鼻子吸气，防止气体进入胃内 ·初始的压力 IPAP 为 $10 \sim 25cmH_2O$ ·呼吸频率一般由患者控制，可设置正常范围 ·PEEP 一般设置 $3 \sim 5cmH_2O$，Ⅰ型呼吸衰竭根据患者情况增加 ·FiO_2：稳定时吸入 $FiO_2 < 40\%$，维持血氧饱和度 $>90\%$
监测并记录患者对呼吸机的设定反应	·胸部听诊（判断两侧呼吸音是否异常） ·观察患者上机前后生命体征、神志及血氧饱和度的变化 ·呼吸系统症状和体征：呼吸困难的程度、人机同步性等

续表

	流程说明/注意事项
注意事项	·患者行无创机械通气期间,应时刻注意患者生命体征变化,有无胃肠胀气,误吸、痰液引流状况等。 ·对于长时间机械通气的患者,应注意鼻面部的压疮问题,必要时要有一定的防御措施,如使用鼻面部的压疮贴。 ·选择合适的鼻/面罩,合适的头套松紧度,严密防止漏气可有效提高肺通气,提高无创通气的成功率。

二、家用无创呼吸机使用注意事项

随着呼吸系统慢性疾病的多发,家用无创呼吸机的应用在临床已十分常见,但国内的家庭医疗方面体制并不是很健全,患者居家使用呼吸机治疗期间,无人监管其治疗效果,有可能导致患者因为呼吸机操作不当引起不必要的并发症,从而影响患者的呼吸功能,甚至对患者造成不可逆的损伤。为了减少不必要的并发症,对于患者的出院评估及宣教工作就显得尤为重要。家用 NPPV 患者出院评估及所需物品表见表 2 – 12。

表 2 – 12 家用 NPPV 患者出院评估及所需物品

出院前准备	·患者病情稳定 ·康复训练提高患者的力量及耐力
呼吸机及 相关设备	·性能稳定的家用呼吸机一台 ·合适的通气参数设置 ·合适的报警参数的设置 ·呼吸机管路及清洗说明 ·合适的面罩(若有破损时请及时更换) ·便携式指脉氧测量仪一个

气道管理设备	·若患者气道分泌物过多，此类设备为必备，若无可不用准备 ·便携式吸痰器一台 ·适合型号的吸痰管若干
其他物品	·氧气瓶或制氧机一台 ·氧气连接管 ·鼻导管/鼻面罩 ·湿化用无菌水 ·呼吸机备用电池 ·简易呼吸气囊一套

注 意 事 项

·重视对患者的宣教工作：患者初次使用呼吸机时，可能会有强烈的不适感，医务人员或家属应该做好指导工作，消除患者恐惧感、调整好面罩、设置合适的参数、给予心理安慰减轻患者的不适感。

·防止口咽干燥：使用呼吸机时，患者可能会出现口咽干燥的情况。应调整合适的面罩松紧度，减少漏气的发生。多饮水，调节加温加湿器增加吸入气体的温湿度可以有效改善不适。

·预防鼻面部压伤：在受压部位，如鼻梁、鼻翼、额头、下巴处使用皮肤保护膜和减压贴等。面罩过紧易造成不适和压疮，一般佩戴好面罩后，可以伸入1~2个手指即可。

·防止胃肠胀气不适：告知患者尽量闭口呼吸，减少说话。

·减少漏气：使用面罩时，漏气会降低治疗效果，及时调整面罩位置及松紧度可有效减少漏气量。

·排痰障碍：鼓励患者多饮水，可以叩背排痰并且指导患者有效咳嗽吐痰，必要时雾化。有需要时可进行负压吸引，在紧急情况下（如呕吐、吐痰排痰不畅等）应迅速摘除面罩，及时清理，防止误吸。若患者出现不适或病情加重时，应及时送往医院进行治疗。

三、无创机械通气支气管镜检查流程

对于行 NPPV 的患者，首先评估患者是否可以脱机耐受纤维支气管镜检查，如果患者处于稳定期可以耐受脱机，行纤维支气管镜治疗前可取掉呼吸机改为普通氧疗。如果患者不能耐受脱机或脱机检查过程中有发生低氧血症的可能性，则改用 NPPV 持续通气行支气管镜检查（图 2 - 12）。对于存在呼吸困难、低氧血症和高碳酸血症的患者，NPPV 辅助纤维支气管镜检查操作过程中，可以有效改善低氧血症及减少其他不良反应的发生。临床操作流程见表 2 - 13。

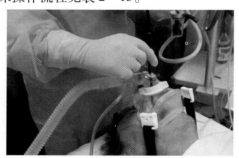

图 2 - 12　无创机械通气支气管镜检查

表 2 - 13　NPPV 患者纤维支气管镜检查流程

NPPV 患者纤维支气管镜检查流程	
评估	患者是否符合气管镜检查条件
人员	医生、助手各一名
准 备	·向患者/家属说明支气管镜检查的必要性和存在的风险，签署知情同意书。 ·患者禁食 4～6h，禁水 2h，鼻饲者术前将胃内容物抽吸干净。

续表

	· 镇静：必要时给予短效苯二氮䓬类的咪达唑仑 1mg/30s，操作前 5~10min 给药并严密监测生命体征及血氧的变化。 · 检查前给予患者 2% 利多卡因 5ml 雾化，雾化后将患者的普通鼻（面）罩更换成可以使用纤维支气管镜检查的面罩，调节呼吸机参数：氧浓度（FiO_2）调至 100%。 · 准备无菌手套、无菌纱布、硅油、2% 利多卡因、去甲肾上腺素、0.9% 盐水、特殊介入用药及负压设备。
操作流程	· 抽一支 5ml 利多卡因，去甲肾上腺素用生理盐水稀释至 5ml，20ml 注射器连接 100ml 生理盐水，用润滑剂润滑纤维支气管镜外周，注意不可触及其光源。 · 医生戴手套就位，助手将负压吸引器连接纤维支气管镜，打开电源。 · 医生检查纤维支气管镜视频系统，看视频效果是否清晰。 · 医生手持纤维支气管镜通过呼吸机面罩从一侧鼻孔进入，同时助手指导患者呼吸配合检查。 · 检查过程中若患者剧烈咳嗽，遵医嘱经纤维支气管镜给予利多卡因麻醉，若患者术中出血较多，遵医嘱给予去甲肾上腺素稀释液，在整个操作过程中遵医嘱给药，观察患者的心率，血氧饱和度，若有下降，告知医生，根据患者的基础情况判断是否暂停操作。 · 听医生口令，助手复述一遍后执行（用药、活检、灌洗等）。 · 结束整个检查后，接过纤维支气管镜，关闭电源，将患者体位放好，观察患者生命征，平稳后将呼吸机参数调节至检查前水平。
操作后注意事项	· 恢复患者体位，嘱患者安静休息。 · 监测生命体征、肺部体征、呼吸机参数，氧合稳定后将患者吸入氧浓度调节至需要值，避免长时间吸入纯氧，必要时及时复查血气分析。 · 若操作中出现出血情况，密切关注及时处理。 · 若患者无禁忌证，抬高床头至少 30° 以上。

第三节　有创机械通气

一、有创机械通气参数及模式设置

有创正压机械通气（invasive positive pressure ventilation，IPPV）指通过建立人工气道后在呼吸机的辅助下，维持气道通畅，改善通气和氧合，防止机体缺氧和 CO_2 蓄积，从而减轻患者呼吸功耗，达到对呼吸和循环系统支持的一种方式。

—◇〖目 的〗◇——————————————

有创机械通气
- 纠正急性呼吸性酸中毒
- 纠正低氧血症
- 降低呼吸功耗、缓解呼吸肌疲劳
- 防止肺不张
- 为安全使用镇静剂及肌松剂提供保障
- 稳定胸壁

—◇〖适 应 证〗◇——————————————

- 阻塞性通气功能障碍：如 COPD，支气管哮喘等
- 限制性通气功能障碍：神经肌肉病变、间质性肺疾病、胸廓畸形等
- 肺实质病变：肺炎、严重心源性肺水肿、ARDS 等
- 脑部问题：外伤、炎症、肿瘤、脑血管意外、药物中毒致中枢性呼衰
- 心肺脑复苏术后
- 预防性使用：心、胸外科术后等

禁 忌 证

相对禁忌证

- 气胸及纵隔气肿，未引流者
- 肺大泡和肺囊肿
- 低血容量性休克，未补充血容量者
- 严重肺出血
- 气管 – 食管瘘
- 大咯血呼吸道未清理者

（一）通气基本形式

1. 容量、压力目标通气

容量通气是一种可以保证通气量但是保证不了气道压的一种送气方式，依靠肺、胸廓的弹性回缩力被动呼吸决定呼出潮气量，在肺部有病变时，此时气道压力不能保证，有可能对肺部造成气压伤等。而压力通气是一种可以保证气道压但是保证不了潮气量的送气方式，依旧受气道阻力及呼吸系统顺应性的影响，潮气量一般是由设置的压力与 PEEP 之间的差值来决定，压力通气虽然可以尽可能避免患者发生气压伤的危险，但是也会因为肺的顺应性或者阻力限制引起通气的不足。各有优缺点，所以在临床上要根据患者疾病状况，灵活选择并调节（表 2–14）。

表 2–14　容量目标通气和压力目标通气的区别

是否需要设置以下参数	容量目标通气	压力目标通气
呼吸频率	是	是
潮气量	是（VT 恒定）	否
流速	是	否
吸气压	否	是（压力恒定）
吸气时间	否	是
PEEP	是	是
波形	是	否（一般呼吸机默认减速波）

2. 呼吸触发

患者触发呼吸机主要包括两种形式：流量触发和压力触发，一般流量触发设置范围在基础流量的 $1 \sim 10L/min$，压力触发通常设置在 $-1cmH_2O$ 和 $-2cmH_2O$。临床上流量触发较为常用，流量触发和压力触发最主要的区别在于：压力触发时患者需克服气道阻力和肺泡内源性呼气末正压，患者呼气肌做功较大，而流量触发可以排除呼吸机管路气体压缩无效腔和顺应性的影响，整个吸气周期保证患者能吸到新鲜的气流，灵敏度越高，可减少呼吸肌做功。流量触发时有基础流量存在且呼气阀门维持开放状态，而压力触发时呼气阀门处于关闭状态，因此流量触发较压力触发更快，更易减少患者做功。

（二）有创呼吸机通气模式

1. 辅助控制模式（A/C）

是辅助通气（assisted ventilation，AV）和控制通气（controlled ventilation，CV）两者的结合。当患者不能触发呼吸机或自主呼吸频率小于预设的呼吸频率时，呼吸机会以预设的呼吸频率及参数给予患者通气，即控制通气，当患者能自主触发呼吸机，或自主呼吸频率大于预设的呼吸频率时，以高于预设的呼吸频率送气，即辅助通气。A/C 根据容量压力通气方式又分为压力辅助控制通气（PCV）和容量辅助控制通气（VCV）。

（1）容量控制通气也可以称为容积持续指令通气（volume-continuous mandatory ventilation，V-CMV），有些呼吸机厂家称为间歇正压通气的容积控制模式（intermittent positive pressure ventilation-volume control，IPPV-VC）。呼吸机都是以预设的频率定时触发，并输送预定的潮气量，达到预设的潮气量后呼吸机由吸气向呼气转换。临床若患者没有自主呼吸，呼吸机按照预设的参数进行容积控制通气，如果患者有自主呼吸，控制通气模式由患者吸气触发，触发后呼吸机按照预设的参数进行辅助通气（图 2 - 13）。在自主呼吸条件下，容积控制通气模式下的实际呼吸频率往往大于预设的频率，且由于受患者自主呼吸、气道压力及肺顺应性的影响，实际的潮气量往往与预设的潮气量并不符合，临床上应予以注意。设置主要参数：潮气量、吸气流速、触发灵敏度、PEEP，呼气灵敏度（E_{sens}）、FiO_2。

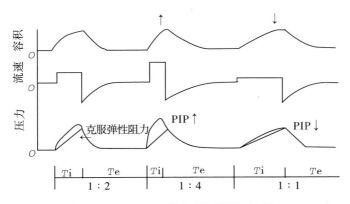

图 2-13 VCV 模式下的呼吸机波形

图中潮气量恒定，因吸气峰流速的改变而使吸/呼比和气道峰压也随之改变，流速越大气道峰压也越大，吸气时间相对减少。与左侧比较，中间流速最大，吸气时间最短，气道峰压亦最大，吸/呼比 = 1:4. 右侧最小吸/呼比 = 1:1

（2）压力控制通气（pressure controlled ventilation，PCV）不需预设吸气流量及流量波形。PCV 时呼吸机可提供与患者实际吸气努力相适应的可变气流，使气道压力迅速增至预设水平，随后吸气流量成指数递减，以维持气道压力不变。PCV 时吸气流量的下降速率取决于呼吸系统的力学特征及患者吸气努力的变化。应用 PCV 时需设置的参数有吸气压力与吸气时间，其中吸气时间是控制目标，而容量是可变的，随着系统顺应性、气道阻力与患者吸气努力的变化而变化（图 2-14）。

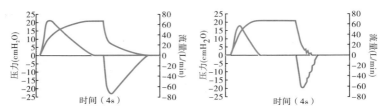

图2-14 不同顺应性压力-时间波形

左图静态顺应性为60ml/cmH$_2$O, 气道阻力为4cmH$_2$O/（L·s）；右图静态顺应性为30ml/cmH$_2$O, 气道阻力为4cmH$_2$O/（L·s）, 气道阻力不变, 顺应性减弱, 导致潮气量（流速乘以时间等于潮气量）减少

（3）VCV与PCV的区别

VCV与PCV各有优缺点, 临床上可根据患者的病情和操作者的习惯选择, 两者的具体区别见图2-15。

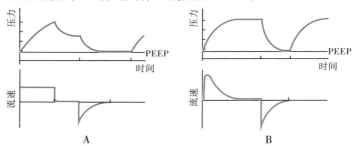

图2-15 控制通气压力-时间和流速-时间波形

A为VCV, 压力曲线有峰压和平台压（必须有屏气时间）, 流速可以是方波, 递减波或正弦波。B为PCV压力波均呈平台形, 流速为递减波

2. 同步间歇指令通气（SIMV）

同步间歇指令通气（synchronized intermittent mandatory ventilation, SIMV）是自主呼吸与控制通气相结合的呼吸模式, 在触发窗内患者可自主触发呼吸机进行指令通气（IMV）, 在触发窗外可允许患者进行自主呼吸（PSV）, 临床上现阶段单纯的SIMV模式较少见, 都是以SIMV+PSV的形式存在。SIMV因触

发窗的存在，让患者的呼吸处于控制与自主切换之间，容易导致呼吸肌疲劳、人机不同步，增加呼吸功耗，不建议常规使用（图2－16）。SIMV根据容量压力通气方式又分为压力辅助控制通气（P-SIMV）和容量辅助控制通气（V-SIMV）见表2－15。

表2－15　P-SIMV和V-SIMV设置参数

模式	P-SIMV	V-SIMV
需设置的参数	PC	VT
	Ti	flow
	PS	PS
	RR	RR
	PEEP	PEEP
	Trigger	Trigger
	FiO_2	FiO_2
	压力上升时间	波形

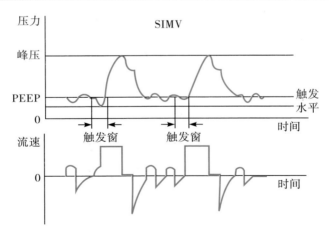

图2－16　SIMV模式下呼吸机波形

SIMV是在IMV基础上的改进，在SIMV的触发窗内指令通气与患者的自主呼吸同步，指令通气各参数可以预置

3. 双水平正压通气（BIPAP）

双水平正压通气（biphasic positive airway pressure，BIPAP）是指给予两种不同水平的气道正压，即高压力水平（P_{high}）和低压力水平（P_{low}）允许患者在两个压力水平上自主呼吸，定时切换（图 2 – 17）。自主呼吸可促进萎陷肺泡复张，改善氧合。BIPAP 是在 CPAP 系统基础上发展而来，实际就是两个不同水平的 CPAP，高低压水平及高低压时间各自可调。BIPAP 还具有压力控制模式特点，在高压水平允许患者自主呼吸，人机同步性好，与 PSV 合用时，患者容易从控制呼吸向自主呼吸过渡。因此，该模式既适用于氧合障碍型呼吸衰竭，亦适用于通气障碍型呼吸衰竭。

设置参数：高压水平（P_{high}）、低压力水平（P_{low}）即 PEEP，高压时间（Ti）、呼吸频率、触发灵敏度、FiO_2。

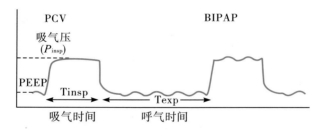

图 2 – 17　BIPAP 模式下呼吸机波形

双水平正压通气 BIPAP 属于 PCV 所衍生的模式，即在两个不同压力水平上患者尚可进行自主呼吸。左侧是 PCV 吸气峰压呈平台状无自主呼吸，而右侧是 BIPAP 不论在高压或低压水平上均可有自主呼吸，在自主呼吸基础上尚可进行压力支持。高压（P_{high}）相当于 VCV 中的平台压，低压（P_{low}）相当于 PEEP，T_{high} 相当于呼吸机的吸气时间（Ti），T_{low} 相当于呼吸机的呼气时间（Te），呼吸机的频率 = $60/T_{high} + T_{low}$

4. 气道压力释放通气（APRV）

气道压力释放通气（airway pressure release ventilation，APRV）是在允许自主呼吸的基础上，维持较高的气道内压，并通过周期性的开放压力释放活瓣，使气体流出，呼吸机系统内压力下降至呼气末正压水平，从而形成一次大的呼气，促进CO_2的排出。气道压力释放通气是由 BIPAP 演变而来，允许自主呼吸，通常被认为是双水平的 CPAP，限制了气道高压，减少了肺泡过渡膨胀的危险，但是对于肺顺应性差和气道阻力过高的患者效果不佳（图2-18）。APRV 由于能够降低气道峰压，并提高气道平均压，更有利于促进肺泡的复张，改善通气血流比例失调，在 ARDS 及急性肺损伤有一定优势。临床上现阶段 BIPAP 和 APRV 模式在定义和区分方面还存在一定混淆。这两种模式通气原理基本相同，只是关注的侧重点不同。APRV 更趋向于实施反比通气。

设置参数：压力释放频率、压力释放时间、高压和低压水平、触发灵敏度、FiO_2。

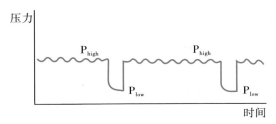

图2-18　APRV 下呼吸机波形

5. 压力支持通气（PSV）

压力支持通气（pressure support ventilation，PSV）是以压力为目标的自主呼吸模式，可以单独使用，也可以与 SIMV 联合使用。PSV 模式工作时，呼吸机必须由患者自己吸气触发。患者的自主吸气会使气道内的压力或气体流量发生变化。当呼吸机监测到的压力或气流流量变化达到呼吸机设置的触发灵敏度时，呼吸机根据压力支持水平输出气体进行辅助通气，压力支持设置越高，患者吸气时得到的辅助和潮气量就越大，患者做功就越少，反之，压力支持越低，患者吸气时得到的辅助就越小，为了维持通气需求，患者就需要更多的自主呼吸做功（图2－19）。这就是压力支持通气用于呼吸锻炼的基础。通常情况下如果患者没有自主呼吸或自主呼吸较弱不能触发呼吸机，就会发生窒息。所以在临床单独使用 PSV 时，应严密监测患者并设置适当的窒息通气是非常有必要的。

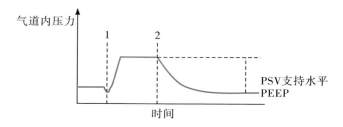

图2－19　PSV 模式下呼吸机波形
1 代表呼吸机触发点，2 代表切换点，1 与 2 之间为
吸气相，2 至下一次呼吸触发之间为呼气相

使用 PSV 模式时，呼吸机是根据吸气流量变化（E_{sens}）从吸气相向呼气相进行切换。E_{sens} 指的是当吸气相流量由峰流量降低为某一绝对值或峰流量的一定百分比时，呼吸机进入呼气相，即吸－呼切换，也称为呼气灵敏度。不同呼吸机对吸－呼切换值的控制方式有所不同。一般设置为 25%，临床可调节并且对潮气量也会产生一定的影响（图2－20）。

设置参数：压力支持、触发灵敏度、PEEP、呼吸灵敏度（E_{sens}）、FiO_2。

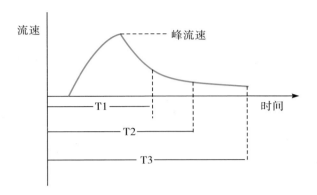

图 2-20 不同 E_{sens} 设置对吸气时间及潮气量的影响

T1、T2、T3 分别代表 E_{sens} 设置为 40%、25%、15% 时的吸气时间，曲线下的面积对应潮气量。T1 表示呼吸时间过短，T3 表示呼气时间过长

6. 持续气道正压通气（CPAP）

持续气道正压通气（continuous positive airways pressure，CPAP）指在有自主呼吸的条件下，呼吸机通过一定的吸气压力，在吸气相产生持续的正压气流；呼气相时，呼气的活瓣系统对呼出气体也给予一定的阻力，以使吸、呼气相的气道压均高于大气压。患者可以通过按需活瓣或伺服系统，借助持续的正压气流系统，进行任意的自主呼吸。呼吸机内通常装有灵敏的气道压监测和调节系统，以随时调整正压气流的流量，维持气道压基本恒定。CPAP 模式下，VT 不能保证；同样压力水平的 CPAP 条件下，VT 受呼吸系统力学特征影响，气道阻力低、肺顺应性好的患者，得到的 VT 高，气道阻力高、肺顺应性差的患者，得到的 VT 低（图 2-21）。

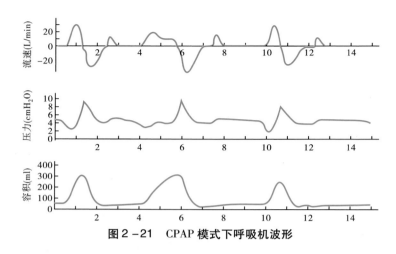

图 2-21 CPAP 模式下呼吸机波形

7. 成比例辅助通气（PAV）

成比例辅助通气（proportional assist ventilation，PAV）是一种特殊的机械通气模式，它按照设定的辅助比例提供同步的压力支持，实质是将呼吸肌的吸气力量按照设定的比例放大。与 PSV 模式不同在于应用 PAV 时不是直接设定压力支持水平，而是设定一定的潮气量辅助通气。PAV 的优点在于患者对呼吸形式的完全控制，是一个正反馈系统，随患者的每次呼吸努力给予相应的支持条件。也是一种脱机模式，仅用于呼吸中枢功能完整且神经传导正常的患者。PAV 的目标是让患者舒服的获得自身任意支配的呼吸形式和通气水平。应用 PAV 时需监测患者的弹性阻力和气道阻力。以患者的气道阻力和弹性阻力作为依据调节其呼吸机压力变化，但患者的气道阻力和弹性阻力也会根据患者病情不断变化，所以在临床上的应用并不广泛。

设置参数：比例辅助、触发灵敏度、PEEP、气道压力上限、FiO_2。

8. 神经调节辅助通气模式（NAVA）

神经电活动辅助通气（neural adjusted ventilation assist，NA-

VA）是近年来研究并应用于临床的一种全新模式，其通气原理为监测膈肌电活动，感知患者的通气实际需求，并提供合适的通气支持。实施 NAVA 的条件要求比较严格，首先需要在食管下端安放电极导管，根据膈肌的强度自动调节通气辅助的强度。在需要特定的呼吸机才能完成此次通气。NAVA 虽然可以大大提高人机同步性，改善患者的舒适度。但是，目前 NAVA 还处于起步阶段，需要大量的研究来证明 NAVA 的优缺点，以便更好地适用于患者。

临床呼吸机众多，每种模式都具有其优缺点，所以临床一定要根据患者的疾病发展灵活选择（表 2 – 16）。

表 2 – 16　临床常用通气模式对比

	定　义	特　点	缺　点
辅助通气（AV）	靠患者触发，呼吸机以预置条件提供通气辅助。	自主呼吸易与呼吸机同步。	需仔细调整触发敏感度和通气参数。
控制通气（CV）	完全由呼吸机来控制通气的频率、潮气量和吸 – 呼时间比。	恰当应用可最大程度减少或完全替代患者的呼吸功。	易发生通气不足或过度、自主呼吸与呼吸机不同步；长期应用易致呼吸肌萎缩。
辅助 – 控制通气（A-CV）	结合 AV 和 CV 的特点，通气靠患者触发，并以 CV 的预设频率作为备用。	当吸气用力不能触发，或触发通气频率低于备用频率时，呼气机以备用频率取代。	如预置条件不当，可致通气过度。
同步间歇指令通气（SIMV）	呼吸机按照指令，间歇对患者提供正压通气，间歇期间患者行自主呼吸。	降低平均气道压，避免患者呼吸肌萎缩和依赖呼吸机，利于撤机。	自主呼吸时不提供通气辅助，呼吸需克服呼吸机回路阻力进行。

	定　义	特　点	缺　点
压力释放通气（AP-RV）	靠预设周期性的PEEP释放来提供部分通气支持。	降低气道峰压和气压伤的危险，增加潮气量和每分通气量。	高气道阻力产生隐性PEEP的COPD患者，应用APRV可能导致肺过度扩张。
双水平气道正压（BIPAP）	自主呼吸或机械通气时，交替给予两种不同水平的气道正压。	保持呼气正压的同时，也可提供吸气时的通气辅助功。	增加气道峰压和平均气道压，降低心输出量，提供的通气辅助功一般较低。
成比率通气（PAV）	吸气时，呼吸机提供患者与吸气压成比率的辅助压力。	提高呼吸效率，成比率的为患者提供通气辅助更符合患者的呼吸生理。	呼吸中枢受抑制者，无自主呼吸患者不能应用。
压力支持通气（PSV）	患者吸气时，呼吸机提供一恒定的气道正压，以帮助克服吸气阻力和扩张肺脏。	配合患者吸气流速需要，减少呼吸肌用力，可增加潮气量，减慢呼吸频率。	压力支持水平需根据呼吸阻力测顺应性来调整，压力水平预设不当，不能保证通气量，呼吸中枢受抑制者不能应用。

（三）临床呼吸机常见参数设置

1. 潮气量的设定

潮气量（VT）的设定：在所有容量控制的方式下，应给予合适的潮气量选择，VT 设置不足则可能导致患者出现呼吸性酸中毒、呼吸频率增加、功耗增加等；VT 设置过高可能导致患者呼吸性碱中毒，肺容积过大导致气压伤等问题的出现。临床选择合适的 VT 至关重要。通常根据患者的理想公斤体重（IBW）

来计算，潮气量的选择应为（8~12ml/kg），但 ARDS 的潮气量选择为 6~8ml/kg，临床现阶段提倡低潮气量通气并结合患者呼吸系统顺应性和阻力进行调整，避免平台压超过 30~35cmH$_2$O。

IBW 的计算方式有很多种，现临床常用的为：

$$IBW = 身高（m）^2 \times 22$$

例如：一名男性患者身高为 170cm，实际体重 70kg。该患者的 IBW 为 1.70^2×22 = 63.5kg，则该患者初始的 VT 应设置为 63.5×8 = 508ml≈500ml。

2. 呼吸频率的设定

呼吸频率的选择应根据每分通气量及动脉血气的结果来调节，成人的呼吸频率通常设定为 12~20/min。在临床上亦可根据每分通气量和 VT 计算公式得出：MV = f × VT。而要计算 MV 首先要求得体表面积：体表面积可根据 Dubois 体表面积图，也可根据体表面积计算公式得出：

$$BSA（m^2）=［身高（cm）+体重（kg）-60］/100$$

而每分通气量约等于男性体表面积的 4 倍，女性体表面积的 3 倍。

例如：上述患者

$$BSA =（170 + 70 - 60）/100 = 1.8m^2$$
$$MV = 1.8 \times 4（男性）= 7.2L/min≈7.0L/min$$
$$f = MV/Vt = 7.0（L/min）/500ml$$
$$= 7000（ml/min）/500ml$$
$$= 14/min$$

所以，该患者的初始呼吸频率应设置为 14/min。

需要注意的是，此次假设计算患者的一般情况是正常的，当患者体温高于 37℃时，每增加 1℃，每分通气量增加 9%，代谢性酸中毒时，每分通气量增加 20%。

3. 流速的设定

理想的流速应满足患者吸气峰流速的需要，成人常用的流速设置一般为 40 ~ 60L/min，根据患者的吸 – 呼比可调节，流速越高吸气时间越短，呼气时间越长，所以在 COPD 的患者中提倡使用高流速通气，以达到延长患者呼气时间的目的。临床上可以根据患者的潮气量和流速算出患者的吸气时间：Ti = VT/Flow

假如患者设置的潮气量为 500ml，流速为 50L/min，则该患者此时的吸气时间为：

$$Ti = VT/Flow$$
$$= 500ml/50（L/min）$$
$$= 500ml/（50000/60）ml/s$$
$$= 0.6s$$

4. 时间设定

吸气时间通常设置为 0.8 ~ 1.2s，在压力模式控制的条件下是直接可控制的，合适的设置的吸气时间能保证人机同步性。但应注意患者的舒适度、PEEPi 监测及心血管系统的影响。

5. FiO_2 设定

机械通气的初始阶段可给予 100% 纯氧快速纠正低氧血症，但是临床上患者血氧饱和度正常及血气分析正常的情况下，一定要及时调节吸入氧浓度，直至 $FiO_2 \leqslant 40\%$，并维持 $SaO_2 \geqslant 90\%$。若临床上患者 SaO_2 不能维持正常水平，除了升高 FiO_2 外，亦可在一定范围内调节 PEEP 等。但临床上一定要控制吸入 FiO_2 浓度，防止氧中毒的发生。

6. PEEP 调节

临床上在大多数情况下，可设定最低的 PEEP（3 ~ 5cmH_2O）来维持正常人的功能残气量，且通常不会引起并发症。当患者气管插管或处于仰卧位时，FRC 通常会下降。

治疗性 PEEP 是 $\geqslant 5cmH_2O$。它通常是用来治疗因为肺内分流增加、通气/血流比例失调、FRC 和肺顺应性的降低，所引起的顽固性低氧血症。高的治疗性 PEEP（如 $\geqslant 15cmH_2O$）仅对少部分的 ARDS 患者有益，因为高 PEEP 常会造成心肺并发症，因此必须动态监测患者对治疗性 PEEP 的生理反应。

（1）PEEP 的适应证

·胸部 X 线提示双侧浸润

·重复性肺泡塌陷合并 FRC 降低

·肺顺应性的降低

·在高 $FiO_2 > 50\%$ 时，$PaO_2 < 60mmHg$

·ARDS 的 $PaO_2/FiO_2 < 200$

·顽固性低氧血症：FiO_2 增加 20%，PaO_2 改善 $< 10mmHg$

使用治疗性 PEEP 改善肺部氧合的最好例子仍然是 ARDS。不使用 PEEP 的机械通气支持对 ARDS 是没有改善的。虽然塌陷的肺泡在吸气正压期间可能重新打开，但是不稳定的肺泡和呼吸道，在呼气期间气道压恢复至大气压时，常使肺泡再次塌陷。因为呼气约占呼吸周期的 2/3，所以血液在呼吸期间流经这些塌陷的肺泡时，会产生类似于分流的情况，使低氧血症一直存在。

PEEP 可显著避免小气道和肺泡的塌陷，且使肺泡重新复张。在肺水肿时，充满液体的肺泡，也可使用此方法恢复 FRC。因为肺部顺应性和气体分布改善，减少静脉混合血的分流效应，并改善氧合。PEEP 因为能够改善氧合，所以能使 FiO_2 降低，并且帮助避免使用过高 FiO_2 造成的并发症。使用 PEEP 能改善的临床状况如下：

·ALI 或 ARDS

·心源性肺水肿

·双侧弥漫性肺炎

（2）PEEP 的禁忌证

因为 PEEP 可能会造成心输出量的降低与循环功能的障碍，导致血压下降。其绝对禁忌证为未处理的气胸，增加 PEEP 可能会进一步增加胸膜腔的空气，造成死亡。PEEP 的相对禁忌证为血液容量的降低，如果因出血或脱水造成有效血循环不足，就必须在开始使用 PEEP 前治疗，使用药物增加血液容积和心输出量后再使用一定量的 PEEP。

二、有创呼吸机操作流程

有创呼吸机操作流程见表 2 – 17。

表 2 – 17　有创呼吸机操作流程

操作项目	流程说明/注意事项
核对医嘱	确定医生已开立即使用有创呼吸机的医嘱
查阅病史	主要核对患者下列相关信息： ·病史及体格检查 ·住院相关资料（诊断、住院原因及使用呼吸机原因） ·住院治疗记录 ·动脉血气分析报告
避免交叉感染	·洗手： ①拿取物品前 ②操作过程中有被污染可能时 ·当任何可能被体液及血液波及时、需遵循一般感染控制措施如戴手套、口罩，必要时必须穿戴隔离衣。
物品准备	·安装完好的呼吸机及呼吸机已通过安全自检 ·人工鼻 ·听诊器 ·简易呼吸气囊 ·吸痰设备 ·气囊压力监测器 ·输液器一根/灭菌注射用水 500ml ·呼吸使用记录单
确认患者	·患者意识清楚：主动询问患者姓名及出生年月日，由患者回答 ·患者无法自行回答时，有家属或陪同者：改由家属或者陪同者进行确认

操作项目	流程说明/注意事项
	·患者无法自行回答，没有家属或陪同人员：必须加强使用其他方式进行确认，如患者手腕带或含有照片的证件等
确认使用呼吸机的原因	·低氧血症：$FiO_2 > 60\%$，$PaO_2 < 60mmHg$ 或者（A－a）$DO_2 > 350$ ·高碳酸血症：$pH < 7.25$，$PaCO_2 > 50mmHg$ 或伴有意识的改变 ·呼吸肌无力 ·呼吸困难：$RR > 30/min$，$MV > 10L/min$ ·呼吸驱动异常
呼吸机的初始设定	·初始设定吸入氧浓度100%，患者接上呼吸机后，在患者血氧饱和度允许的情况下将氧浓度降到50%以下 ·PEEP 设定 $3 \sim 5cmH_2O$ ·根据患者选择合适的通气模式。潮气量设定在 $8 \pm 2ml/kg$ 体重（理想公斤体重＝身高$^2 \times 22$） ·呼吸频率设定：$18 \pm 2/min$ ·流速：$40 \sim 60L/min$ ·吸呼比：$1:1.5 \sim 1:3$ ·压力支持：$8 \sim 20cmH_2O$
湿化设定	加热型湿化器依据患者的需要提供合适的湿化设备及温度
监测并记录患者对呼吸机设定的反应	·患者的整体状况及患者对呼吸机设定的反应，并及时处理发生的不良反应 ·胸部听诊（判断两侧呼吸音是否对称） ·呼吸道： （1）气管插管的种类 （2）气管插管插入方式及固定位置 （3）气管插管的管径大小 （4）气囊的压力 ·观察患者上机前后生命体征及血氧饱和度的变化

续表

操作项目	流程说明/注意事项
	·患者对治疗的反应 ①氧气治疗的反应（PaO_2/FiO_2 比值） ②呼吸形态 ③吸气时间或吸呼比 ④呼吸潮气量 ⑤每分通气量 ⑥最高吸气压力即峰压
维持 $SaO_2 \geqslant$ 90%	·适当的呼吸机调整原则 ①维持吸入氧浓度 < 50% 及 PEEP < 8cmH$_2$O，并且维持血氧饱和度 > 90% ②维持理想的血中 pH 值：调整适当的呼吸频率或潮气量 ③维持安全的气道压力（$P_{plat} \leqslant 30cmH_2O$） ·尽早考虑让患者脱离呼吸机：详见脱机流程 ·若患者 $SaO_2 \geqslant 90\%$ ①在患者可接受范围内将吸入氧浓度降到 50% 以下，PEEP < 8cmH$_2$O ②评估患者脱离呼吸机间可能性 ·若患者 $SaO_2 \leqslant 90\%$ ①增加吸入氧浓度与 PEEP 值，直至 $SaO_2 \geqslant 90\%$ ②判断急性肺损伤的可能性 ③判别呼吸衰竭的因素
判断患者有没有急性肺损伤的可能性	·是：进行肺保护策略 ·否：则依据上述方案维持 $SaO_2 \geqslant 90\%$
记录治疗结果	·各类呼吸治疗评估单 ·呼吸机使用记录
报告治疗时患者的实时状况	·任何时候发现患者有异常状况应立即与临床医生和护士进行沟通 ·实时监测患者的呼吸各项参数及血气分析及时和临床医生进行沟通

附：有创呼吸机呼吸治疗记录单（表2-18）

表2-18 有创呼吸机呼吸治疗记录单

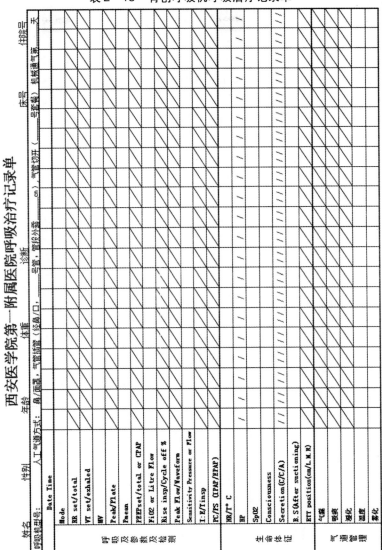

西安医学院第一附属医院呼吸治疗记录单

姓名　　性别　　年龄　　体重　　诊断　　床号　　住院号

呼吸机型号：　　人工气道方式：鼻、面罩、气管插管（经鼻/口，　　号，管插外露　　cm）、气管切开（　　号套管）、机械通气第　　天

项目		Date Time											
呼吸及参数及检测监测	Mode												
	RR set/total												
	VT set/exhaled												
	MV												
	Peak/Plate												
	Pmean												
	PEEPset/total or CPAP												
	FiO2 or Litre Flow												
	Rise insp/Cycle off %												
	Peak Flow/Waveform												
	Sensitivity Pressure or Flow												
	I:E/Tinsp												
	PC/PS (IPAP/EPAP)												
生命体征	HR/T° C												
	BP												
	SpO2												
	Consciousness												
	Secretion(C/C/A)												
	B.S(After suctioning)												
	ETT position(cm/L.M.R)												
气道管理	气囊												
	吸痰												
	湿化												
	温度												
	雾化												

三、有创机械通气支气管镜检查流程

机械通气患者由于疾病本身所致的气道分泌物多、黏稠、痰栓形成或由于意识障碍、镇静剂、肌松剂的使用致气道分泌物排出困难，造成气道阻塞。当常规吸痰不能改善时，行纤维支气管镜可明确气道阻塞的原因，以保证机械通气的顺利进行，有效改善通气状况。同时也可以留取深部痰标本明确病原菌，指导有效使用抗生素，控制肺部感染、肺不张、气道内出血等机械通气并发症。临床具体操作流程见表 2 – 19。

适 应 证

· 困难插管和调整气管插管位置
· 肺部感染和病原学诊断
· 肺不张及气道管理
· 气管内新生物及明确肺部肿块的性质
· 咯血的诊断和治疗
· 诊断气管食管瘘
· 气管内异物的治疗

禁 忌 证

· 严重心肺功能不全、呼吸衰竭、心绞痛、心肌梗死以及未控制的高血压和心律失常
· 凝血机制障碍或长期口服华法林等抗凝药物者
· 哮喘急性发作
· 主动脉瘤有破裂风险
· 如果出现致命性气道病变，以上均为相对禁忌证

并 发 症

· 喉、气管、支气管痉挛

· 出血：出血侧低位，防止血液灌入健侧

· 心律失常、心脏骤停

表 2 – 19 有创机械通气（IPPV）患者纤维支气管镜检查流程

IPPV 患者纤维支气管镜检查流程	
评　估	患者是否符合支气管镜检查条件
操作人员	医生、助手各一名
检查前准备	· 向患者/家属说明支气管镜检查的必要性和存在的风险，签署知情同意书。 · 患者禁食 4 ~ 6h，禁水 2h，鼻饲者术前将胃内容物抽吸干净。 · 镇静：必要时给予短效苯二氮䓬类咪达唑仑 1mg/30s；操作前 5 ~ 10min 给药并严密监测生命体征及血氧变化。 · 检查前 15min 调节 FiO_2 至纯氧，若 SpO_2 仍低于 90%，则应暂缓检查。 · 若患者仅需要接受吸痰或支气管肺泡灌洗，可选用便携式气管镜；若患者需要进一步治疗可选用吸引通道为 2.6mm 气管镜。 · 以三通连接人工气道及呼吸机，并从三通接头处进入气道行支气管镜检查（图 2 – 22）。 · 若无禁忌，将患者置于平卧位；充分清除口、鼻腔内分泌物，并将气囊压适当增大。 · 准备无菌手套、无菌纱布、硅油、2% 利多卡因、0.9% 盐水、医嘱用特殊用药及负压设备。
操作流程	· 将 PEEP 调节为 0cmH₂O，FiO_2 至纯氧。 · 气管镜经三通接头进入气道，操作宜轻柔迅速，每次操作时间不宜过长。 · 若出现 HR 增加 > 20%，RR 增加 > 20%，SpO_2 < 85% 需立即终止检查。 · 标本留取：接专用集痰杯留取痰标本，如痰液少达不到培养标准量，可注射生理盐水 20ml 后经负压吸出培养。

续表

	·若活检时出血可用以下方法止血：①经纤维支气管镜注入冰盐水；②经纤维支气管镜注入稀释的肾上腺素（肾上腺素1mg，加入生理盐水20ml内）或稀释的凝血酶（凝血酶200微克加入生理盐水20ml，切记该制剂不能静脉给药）；③必要时全身给予止血药物
操作后注意事项	·恢复患者体位，嘱患者安静休息。 ·监测生命体征，肺部体征，呼吸机参数，氧合稳定后将患者吸入氧浓度调节至需要值，避免长时间吸入纯氧，必要时及时复查血气分析。 ·若操作过程中出现出血情况，应密切关注患者并及时处理。若患者无禁忌，抬高床头至少30°以上。

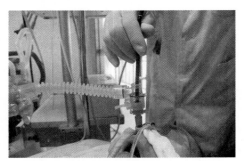

图2-22　有创机械通气支气管镜检查

四、呼吸力学监测流程及意义

呼吸力学是以物理力学原理和方法对呼吸运动有关的压力、容积和流速及相关的顺应性，阻力及呼吸运动做功相关的一种临床监测方法。呼吸力学不仅涉及中枢驱动、神经反射等问题，还涉及呼吸机与人体肌肉的相互作用等机理。从呼吸力学的角度而言，肺通气是呼吸动力克服阻力，驱动气体运动的过程。气体进入肺脏取决于两方面的因素相互作用：即推动气体流动的动力和阻止其流动的阻力。驱动力来源于呼吸肌肉的活动或呼吸机提供的支持，阻力来源于胸廓和肺脏（包括人工气道）。随着机械通气技术的快速发展，床旁呼吸力学的监测以在临床上广泛应用，熟知不同疾病下的呼吸力学特征对于认识疾病的发病机制、诊断和机械通气治疗方面存在重要意义。并且在进行机械通气期间，动态监测这些参数，有利于及时发现病情变化和指导合理调节呼吸机参数。

（一）呼吸力学监测的内容及其意义

1. 气道压（Pao 或 Paw）的监测

指气道开口处的压力，Paw 在呼吸运动中动态变化，通常用以下压力来包括：

气道峰压（P_{peak}）：指吸气过程中 Paw 的最高值。

平台压（P_{plat}）：指吸气末停顿时的平台压力，反映肺容量及呼吸系统弹性回缩力。

平均气道压（MPaw）：指呼吸系统中 Paw 的平均值。

呼气末正压（PEEP）：指呼气末的 Paw。

2. PEEP 与 PEEPi

PEEP：机械通气时在吸气相产生的压力，气体进入肺部，在呼吸末气道开放，气道压力仍保持高于大气压，以防止肺泡陷闭。

内源性呼气末正压（PEEPi）：病理情况下，当呼气末肺容量高于功能残气量容量位，肺泡压升高，这种升高的肺泡压称为 PEEPi。

3. 顺应性（compliance，C）

压力－容积曲线之斜率，即单位压力改变（ΔP）引起的容量变化（ΔV），是反应弹性回缩力的指标。顺应性的变化幅度很大，与个体位置、姿势或呼吸都有密切关系。正常人的肺部呼吸系统的顺应性约为 200ml/cmH_2O，机械通气患者的肺顺应性中，女性：35～45ml/cmH_2O、男性：40～50ml/cmH_2O。顺应性包括肺的顺应性（Cl）和胸廓的顺应性。根据测量方法不同，顺应性又分为动态顺应性和静态顺应性。

①胸壁顺应性（Cw）=肺容积改变（ΔV）/经胸壁压（ΔP）

影响 Cw 的因素包括胸壁呼吸肌张力和胸壁本身的弹性回缩力

②肺顺应性（Cl）=肺容积改变（ΔV）/经肺压（ΔPl）

影响 Cl 的因素主要是肺的弹性。肺弹性的决定因素包括表面张力、肺弹性阻止和肺血容量等。

③静态顺应性（static compliance，Cstat）：指在呼吸周期中，阻断气道流量为零时测得的顺应性。

$$Cstat = \Delta V / (P_{plat} - PEEP_{tot})$$

④动态顺应性（dynamic compliance，Cdyn）：指在呼吸周期中，不阻断气流的条件下，通过寻找吸气末与呼气末的零流量点而测得的顺应性，在测定动态顺应性时，由于没有足够的时间让呼吸系统内的压力达到平衡，所以其结果不仅与呼吸系统的弹性有关，而且受到气道阻力与呼吸频率等的影响。

$$Cdyn = \Delta V / (P_{peak} - PEEP_{tot})$$

4. 呼吸阻力

呼吸系统阻力分为弹性阻力和非弹性阻力。非弹性阻力仅在气体流动时存在，而弹性阻力持续存在。肺顺应性与弹性阻力成反比关系。非弹性阻力包括气道阻力（Raw）、惯性阻力、重力和肺组织与胸廓的变形阻力。气道阻力是非弹性阻力的最主要组成部分。正常情况上呼吸道的阻力（包括喉、口腔及鼻腔）约占在 FRC 位总 Raw 的一半。直径 <3mm 的气道阻力大约不到总 Raw 的 10%。但在严重肺气肿、慢性支气管炎及哮喘患者等，下呼吸道阻力可能超过上呼吸道。

气道阻力：指气体在气道内流动所产生的摩擦力，正常人的 Raw（在 FRC 位）为 $0.5 \sim 1.5 \text{cmH}_2\text{O} / (\text{L/s})$

$$Raw = (Pao - Palv) / \dot{v}$$

Pao 为气道开口压，Palv 为肺泡内压，$\dot{v}$ 为流速

Raw 也受气流形式影响，气道内有三种主要形式的气流，分别为层流、湍流和过度气流（图 2 - 23）。

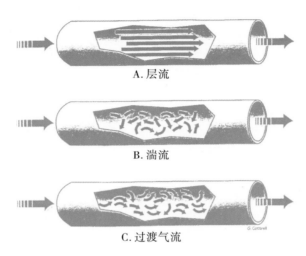

A.层流

B.湍流

C.过渡气流

图 2 - 23　气道内气流的主要形成

①层流（A）：层流是指气流像流线型，一层层环状气流叠在一起，以不同的速度向前进。中央区的气流速度最快，最外层的气流与气道壁接触，几乎静止，形成一个锥形封面或抛物线轮廓。这种同心圆环状气流因不同流速产生摩擦，而这种摩擦力取决于分子间的黏附力，也是气体黏滞性的原因。当气流以层流形式前进时，需要一定的压力产生流速，这种压力受气体黏滞性的影响，而不受气体分子量或密度的影响。

泊肃叶定律和气道阻力

层流时，产生的一定流速所需要的压力可通过泊肃叶定律（$P = \pi \acute{\upsilon} 8 \eta / \pi r^4$）计算。P 代表经过管腔的压力差，$\acute{\upsilon}$ 代表气流流速，l 代表官腔长度，η 代表气体黏滞性，r 代表管腔半径，8 和 π 为常数。由公式可知，层流时气体以一定流速通过管道所需要的压力与管道长度及气体黏滞性成正比。为了计算方便，泊肃叶定律的常数可简化为一个常数（K），公式简化为

$P = K \times \upsilon / r^4$，压力随管道半径 4 次方变化。当管道半径减半时，压力会增加 16 倍。所以，气道的半径是所有影响 Raw 的主要因素。临床上，当气道收缩至原有直径一半时，为维持原有的流速，需产生 16 倍的力量才能完成一次送气。此时，若呼吸肌无力或疲劳，无法额外产生需要的力量，气流流速可能会降至原来的 1/16，致使通气量明显下降。

②湍流（B）：与层流相反，湍流是很多气流漩涡混合而成，气体分子往侧面与前面旋转，形成涡流。高速流动的气体分子撞击气管壁的频率比层流频繁，在肺部会产生较大的噪音。此外漩涡的湍流会消耗更多的能量，因此，同样流速的气流，湍流比层流需要更大的驱动压。

当气体流速很快且方向突然改变，易产生湍流，如经过气道狭窄或分叉处。雷诺系数（Re）可预测气流在哪种情况下会从层流变成湍流。Re 是来自于气体密度、黏滞性、流速和气道直径的单位数值，通常 Re > 2000 的气流是湍流。不同于层流，湍流时产生一定流速的驱动压受气体的分子量或密度（密度越大，压力越大）的影响，而不受黏滞性的影响。氦气是一种密度很低的气体，因此，在严重的气道阻塞性疾病时可减少呼吸功。

③过渡气流（C）：在低流量中常出现混合层流及湍流的形态。当流量增加，不稳定性也增加尤其在气管分叉处产生，同时具有层流和湍流的特点。其中一种占优势，取决于气道形态和流速。

肺部的气流形式及 Raw 的分布

在上呼吸道、气管和主支气管的气流形式为湍流，在细支气管和肺泡的气流形式永远不会呈现湍流。正常平静呼吸时，在口腔大约产生 1L/ 或 60L/min 的气流时，咽、喉及气管的气流呈现湍流。当气道逐渐分支，气流流向更多管腔直至亿万个终末支气管时，气流流速明显下降，转变为层流。即使在最大通气时，气流在终末气道仍维持层流形式。同样，正常情况下

Raw 在小气道远低于大气道，主要原因是小气道数量增加和横截面积总和增加，远远超过其直径的减少。

5. 呼吸功

肺通气做功主要克服弹性阻力与非弹性阻力。正常平静呼吸时，呼气不需要呼吸肌做功。但当 Raw 增高，肺弹性回缩力无法克服摩擦阻力，此时可能需要呼吸肌做功来维持肺通气正常。

功是力与移动物体的距离之积（功 = 力 × 距）。该公式指出，无论受力多大，如物体未产生移动，就没有做功。呼吸功计算可用压力代替压强（压强为单位面积承受的压力），以肺容积代替距离，得到功（WOB）= P × V，单位为 cmH_2O。正常的呼吸功大约为 0.05kg/L。

自主呼吸时，呼吸肌会影响呼吸功。因此，呼吸功（WOB）对评价患者努力程度不是一个很好的指标，一般临床上不常使用。呼吸肌收缩时增加胸廓扩张的阻力，测量机械通气患者肺扩张所需的呼吸功时，最好给予镇静剂，使呼吸肌完全松弛。

呼吸频率增快会产生较高的气流流速，增加摩擦阻力消耗大量的呼吸功。大的潮气量使肺扩张，增加弹性回缩力，同时也增加弹性阻力产生的呼吸功。正常和患病时，机体会自动调整呼吸频率和 VT 以减少总呼吸功。

COPD 患者具有较高的 Raw，尤其是呼气时，肺弹性回缩力下降。所以对于 COPD 可降低患者呼吸频率，以减少克服摩擦力所做的功，延长呼气时间。同时由于肺弹性回缩力降低，患者吸气深度增加。COPD 患者常需呼吸肌做功辅助呼气，来克服高气道阻力，并协助弹性回缩力较差的肺将气体呼出。而肺纤维化患者会选择浅快的呼吸模式，肺弹性回缩力增强，以降低潮气量减少呼吸功。正常 Raw 允许较快的呼吸频率。总之，当肺顺应性正常或较高时，高 Raw 会导致呼吸变慢、变深；而肺顺应性降低，正常 Raw 会导致浅快呼吸。

临床上，若呼吸肌肌力已经开始下降，增加呼吸功将导致呼吸肌疲劳。无力是指静息时呼吸肌收缩的能力下降。疲劳是指呼吸时呼吸肌收缩的能力下降，休息后可缓解。呼吸肌无力在危重症患者中经常出现，易导致呼吸衰竭。因此，临床医生对呼吸肌疲劳的评估是决定患者是否需要机械通气的重要依据。

（二）呼吸运动方程及测量方法

1. 呼吸力学方程

$P = VT/Crs + Flow \times R + PEEP$

$P_{peak} = Flow \times R + Vt/Crs + PEEP_{tot}$ 　　需克服气道阻力，弹性阻力和 $PEEP_{tot}$

$P_{plat} = VT/Crs + PEEP_{tot}$ 　　需克服弹性阻力和 $PEEP_{tot}$

$P_{peak} - P_{plat} = Flow \times R$ 　　需克服气道阻力

$PEEPi = PEEP_{tot} - PEEP$ 　　$PEEP_{tot}$ 和 $PEEP$ 共同作用结果

2. 内源性 PEEP 测量呼气末阻断法

在机械通气患者中，在呼气末阻断气道内流速，当流速为零时，肺泡将与气道的压力达到平衡，此时气道压等于肺泡压。在测定过程中患者的呼吸肌肉必须处于松弛状态，维持 5s 以上，观察到平衡压力，可测得 PEEPi。部分呼吸机具有呼气末自动阻断气道监测内源性 PEEP 的功能（图 2 - 24）。

3. 吸气末停顿法

在机械通气时，在定容的情况下常采用恒定的低流速在吸气末阻断（表 2 - 20）。由于气流迅速降为零，气道峰压下降，出现平台压。峰压和平台压的差值反应克服气道阻力所消耗的压力。气道阻力等于此压力差除以流量，在有些呼吸机也可直接测得（图 2 - 25）。

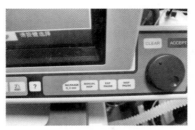

图 2 - 24　呼吸机直接测定力学参数

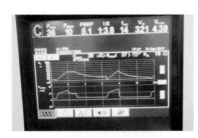

图 2 - 25　呼吸机直接监测力学数据

表 2 - 20　呼吸力学监测的实施流程

- 首先患者充分镇静，必要时肌松
- 控制通气，VCV 模式，方波，低流速
- 从呼吸机上直接按吸/呼气保持键，可测得 P_{plat} 和 $PEEP_{tot}$
- 根据力学公式计算呼吸系统顺应性和气道阻力或可能有条件从呼吸机上直接记录
- 恢复呼吸机初始设置

4. 呼吸力学监测的临床应用

（1）诊断气道病变：机械通气时可及时发现气道阻力增高的原因，动态观察气道阻力。如气道阻力突然增加，应注意支气管痉挛、分泌物阻塞；如气道阻力逐渐增高，要注意呼吸道黏膜的水肿、充血；如果气道阻力持续很高，且与胸片表现不符合，则应注意气管插管管径，痰痂形成或接口过细等问题。

（2）指导呼吸机的参数调节：脊柱后侧突、强直性脊柱炎、肥胖和大量腹水的患者，胸壁坚硬度增加导致其呼吸系统的顺应性减少，而肺顺应性正常，即呼吸系统的顺应性减少是由于胸廓而不是肺的原因所致，其跨肺压不增高，气压伤的危险不大，有助于临床合理设置呼吸机参数。

（3）PEEP 的合理应用：由于呼吸时气道半径的变化，呼气阻力大于吸气，机械通气时应适当减少 I∶E 比值，延长呼气时间，保证充分的呼气。在气道萎陷时，阻力增加，应用 PEEP后，减轻气道塌陷，阻力减少，呼吸阻力监测有利于调节合适的 PEEP。

（4）观察治疗效果：比较治疗前后的气道阻力，判断疗效，如使用支气管扩张药物前后的对比。

第四节　机械通气患者转运流程

危重症患者经常需要进行辅助检查以判断病情或为寻求更好的治疗进行院内、外转运。但是由于危重症患者的病情变化较大，在转运的过程中会有较大的风险。所以在转运过程中，需要专业的医护人员，精良的医疗仪器，良好的转运环境，随时监测患者生命体征及血流动力学的指标。因此，应该制定安全详细的转运流程，以确保转运过程中的安全，减少患者意外事件的发生。危重症患者转运包括以下几个方面：转运决策与知情同意、转运护送人员、转运所需设备和药物、转运方式、转运前的准备、转运过程中的监测和治疗、转运过程中数据的记录、转运交接、转运的质控与培训。一个完整的转运流程应该在病程记录中体现风险与获益的评价，要求患者家属在委托书上签字。如果是紧急情况，必须在病程记录中体现。尤其对于机械通气的患者在转运过程中会存在更大的风险和挑战。以下是重症患者院内转运的流程图（图 2 - 26）。

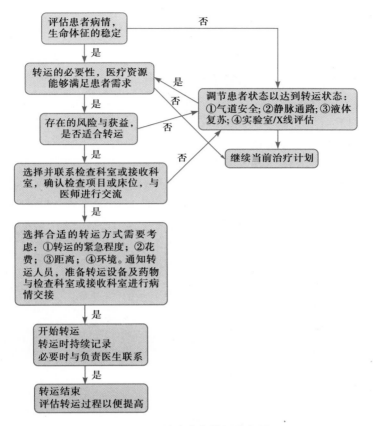

图2-26　重症患者转运流程图

1. 转运决策与知情同意

转运的目的是为了使患者获得更好、更精准的诊治措施，但转运过程中有时存在不可避免风险，因此，转运前应该充分评估转运的获益及风险。

以下情况不宜转运：

- 在现有条件下积极处理后血流动力学仍不稳定
- 不能维持有效气道开放、通气及氧合的患者
- 但临床中如需立即外科手术干预的急症（如胸、腹主动

脉瘤破裂），视病情与条件仍可积极转运。

2. **转运护送人员**

重症患者转运的医护人员应接受过专业训练，具备重症患者转运能力，并根据转运基本情况选择合适的转运人员。

病情稳定的患者配备：具备重症护理资格的护士

病情不稳定的患者配备：①医师（负责人）；②重症护理资格的护士；③专业人员（呼吸治疗师等）；④普通护士。

3. **转运所需设备和药物**（表 2-21）

重症患者的转运应使用符合要求的转运床，需要配备监护治疗设备及抢救药品。需要机械通气的患者需要预先通知接收方准备合适的呼吸机，实际转运过程中使用简易呼吸气囊维持呼吸的情况很常见。但便携式呼吸机有利于患者自主触发，人机协调性好，能有效保证转运过程中患者安全。

表 2-21　机械通气患者转运物品检查表

	转运所需物品	若准备好请打√ 否则请打 ×
所 需 设 备	便携式转运呼吸机：	
	便携式氧气桶（含双头表）	
	便携式监护仪/SpO_2监测仪	
	简易呼吸气囊	
	听诊器	
	可视喉镜及气管插管	
	吸痰设备	
	注射器	

	转 运 所 需 物 品	若准备好请打√ 否则请打×
抢救药物	盐酸肾上腺素注射液	
	硫酸阿托品注射液	
	盐酸去甲肾上腺素注射液	
	去乙酰毛花苷注射液	
	盐酸利多卡因注射液	
	地塞米松磷酸钠注射液	
	盐酸多巴胺注射液	

4. 转运方式

重症患者转运应使用符合要求的转运床，除具备普通转运床的功能外，还应该能够携带监护仪、呼吸机、输液泵、储氧瓶、负压吸引设备、药品等，所有设备应该固定在与患者同一水平面或低于患者水平面。

5. 转运前的准备

转运开始前应尽可能维持患者呼吸、循环功能稳定，并能积极有效地对突发疾病进行处理。转运前应与接收方及相关人员进行沟通，做好充分准备，以保证转运安全。

转运前应评估患者的气道安全性。对于高风险的患者，为确保气道通畅，应积极建立人工气道，转运途中不推荐使用喉罩。机械通气患者出发前应标定气管插管深度并妥善固定，给予适当镇静、镇痛。换用转运呼吸机后应给予之前相同的呼吸支持条件通气，在转运期间尽量选用控制通气（如 A/C 模式）观察患者能否耐受并维持稳定。如果转运呼吸机不能达到转运前通气条件，应在转运前对患者实行替代参数通气，观察患者是否能耐受转运呼吸机并维持恰当的通气及氧合（动脉血氧分

压 $Pao_2 \geqslant 60mmHg$，动脉血氧饱和度 $SaO_2 \geqslant 0.9$）。

转运前应保持两条通畅的静脉通路。低血容量者难以耐受转运，转运前进行有效的液体复苏，必要时使用血管活性药物维持患者循环功能稳定。待血流动力学基本稳定（收缩压 SBP $\geqslant 90mmHg$，平均动脉压 MAP $\geqslant 65mmHg$）后方可转运。

一旦做出转运决定，转出科室应立即与相关人员进行沟通确保运输工具就位，检查所有转运设备功能良好，与接收科室医生全面进行患者病情交流，了解床位，设备准备情况，告知出发时间及预计到达时间。接收方应确保准备工作就位，一旦患者到达能及时接受监测治疗或检查。

6. 转运过程中的监测和记录

转运期间应提供必要的监测治疗措施，且转运过程中应尽可能保持原有监测治疗措施的连续性。转运过程中患者的情况及医疗行为需要全程记录。

为保证患者安全，在转运期间需要监测患者的基本生命体征，尤其是重症患者，在转运期间必须监测心电图，血氧饱和度，血压及呼吸频率。机械通气要着重注意患者气管插管，防止插管脱出并且需要记录气管插管深度，监测呼吸频率、潮气量、气道峰压等重要参数，必要时可监测呼末 CO_2，也可以适当给予镇静镇痛。

为了让转运过程更加完整，需要将患者转运的整个过程中监测的各项指标、数据和突发事件记录下来，对以后的转运工作起到指导作用，并不断改进。

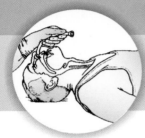

第三章

呼吸机波形认识、常见报警处理及通气策略

第一节　呼吸机波形认识及常见报警的处理

一、呼吸机波形分析

现代呼吸机除了简单明了的提供各种有关监测参数外，同时也能提供机械通气时压力、流速、容积曲线和各种呼吸环。目的是根据各种不同呼吸波形曲线特征，来指导调节呼吸机，如通气模式是否合适、是否存在人机对抗、气道阻塞、呼吸回路有无漏气、呼吸机和患者在呼吸过程中做功大小、评估机械通气时效果及使用支气管扩张剂的疗效等。有效的机械通气支持是通过压力、流速和容积相互的作用而达到以下目的：

·维持通气基本要求（即 $PaCO_2$ 和 pH 正常，PaO_2 达到期望值）

· 无气压伤、容积伤或肺泡伤。

· 患者呼吸不同步情况减至最少且少用镇静剂。

· 患者呼吸肌得到适当的休息和康复。

临床一般将呼吸机波形分为"三曲线两环"：

三曲线：　　　　　　　　两环：

　　容积 – 时间曲线　　　　　流速 – 容积环

　　压力 – 时间曲线　　　　　压力 – 容积环

　　流速 – 时间曲线

（一）容积 – 时间曲线（图 3 – 1）

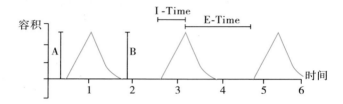

图 3 – 1　容积是单位时间内而测定的，气体是以毫升为单位的，A 上升支为吸入潮气量，B 下降支为呼出潮气量。I-Time = 吸气时间，为开始吸气到开始呼气这段时间；E-Time = 呼气时间，是从开始呼气到下一个吸气开始这段时间。一般容积 – 时间曲线需与其他曲线结合在一起分析才更有临床意义。

图 3 – 2 为容积、流速、压力时间曲线在方波、递减波上的区别。

容积 – 时间曲线的临床意义

· 监测呼吸回路有无漏气或气体陷闭（图 3 – 3）。

· 判断患者有无自主用力呼气（图 3 – 4）。

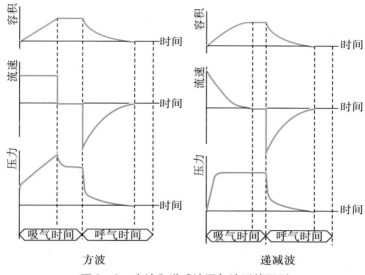

图3-2 方波和递减波通气波形的区别

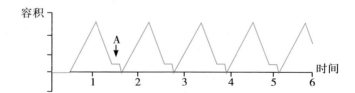

图3-3 呼气末曲线不能回到基线。A处顿挫是上一次呼气未完成，稍停顿继续呼出（较少见），然后是下一次吸气开始。若是气体陷闭同时在流速或压力曲线和测定 Auto-PEEP 即可获知。若吸气、呼气均有泄漏则整个潮气量均减少

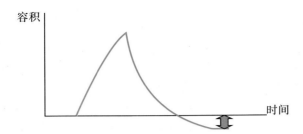

图3-4 呼气容量回到基线以下，呼出潮气量大于吸入潮气量，其实就是补呼气量，代表了患者用力呼气

（二）压力-时间曲线

压力时间曲线是反映气道压力随时间变化的曲线，纵轴表示气道压力（单位 cmH_2O），横轴表示时间（单位 s），基线压力为 PEEP 或者 0。因为定容型通气与定压型通气的送气方式不同，两者的压力-时间曲线也有不同。

1. 容量控制通气模式的压力-时间曲线（图3-5）

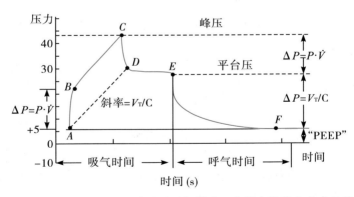

图3-5 A—B用于克服呼吸机管路、气管内导管及患者气道阻力和胸肺的黏性阻力所消耗的压力。呼吸机管路的黏性阻力和胸肺黏性阻力可忽略不计，因此，A—B段主要是克服气道黏性阻力所消耗的压力即为 $\Delta P = R \times F$（气道黏性阻力与流速的乘积）。

B点后压力呈直线增加至点C，该段压力用于克服胸肺弹性阻力。C点对应的压力是最大的压力即为PIP。PIP主要克服气道阻力、胸肺弹性阻力和PEEP。临床上一般将峰压控制在40cmH$_2$O以内。

C点下降到D点，主要是因为流速为0。下降的速度与A点上升到B点的速度一样，压力差主要由气道黏性阻力决定。

D~E点的下降主要是因为设置吸气末暂停，气体在肺内重新分布，分布更加均匀，直到下降形成一平台E点，即为平台压。D~E点的压力差主要由胸肺黏性阻力决定。平台压主要用于克服弹性阻力和PEEP，平台压可近似反映肺泡压的大小，临床上一般将平台压限制在30~35cmH$_2$O以内。

E点是呼气的开始，依靠胸肺弹性回缩力使肺内气体排出体外，呼气结束气道压力回到基线压力（0或PEEP）。

2. 压力控制通气模式的压力－时间曲线图（图3-6）

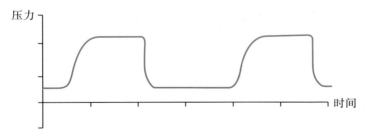

图3-6 与VCV压力－时间曲线不同，气道压力在吸气开始时从基线压力（0或PEEP）快速增加至设置的水平呈平台样式，并在呼吸机设定的吸气时间内保持恒定。在呼气相，压力下降和VCV一样回到基线压力水平，本图基线压力为5cmH$_2$O。呼吸回路有泄漏时气道压无法回到预置水平

压力－时间曲线的临床意义：
· 判断有无自主触发（图3-7）。
· 判断压力上升时间（图3-8）。
· 判断吸气触发阈和吸气触发做功大小（图3-9）。
· 计算平均气道压（图3-10）。

· 监测阻力与顺应性。

在 VCV 模式下，使用吸气末阻断法测量气道阻力与胸肺顺应性。按吸气末暂停键，呼吸机吸气阀与呼气阀全部关闭，阻断气流，峰压迅速降至平台压，可直接测得阻力及顺应性的数值，如 PB840 呼吸机，详见呼吸力学监测。

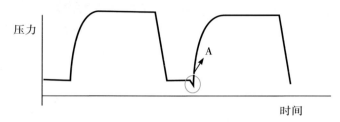

图 3-7 压力-时间曲线中，A 点在基线压力处向下折返小波，代表患者触发呼吸机且达到所设置的压力触发值，此次通气为辅助性通气。如果使用流量触发，不论是控制性通气还是辅助性通气在基线压力处均不会有向下触发的小波

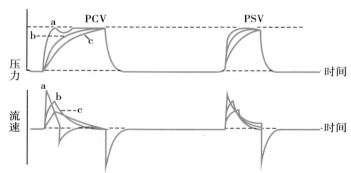

图 3-8 压力上升时间是在吸气时间内使设定的气道压力达到目标所需要的时间。事实上是调节呼吸机吸气流速大小，使达到目标压力时间缩短或延长，从而影响气道峰压。a、b、c 分别代表三种不同的压力上升时间，快慢不一。调节上升时间即是调节呼吸机吸气流速的增加或减少，a、b、c 流速高低不一，压力上升时间快慢也不一。吸气流速越大，压力达标时间越短，反之亦然

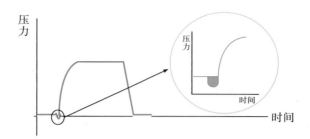

图 3 - 9　压力触发阈 = PEEP – Trigger（cmH$_2$O），图中 PEEP = 0，压力触发值是负值，患者自主吸气在压力时间曲线上形成一个向下的凹陷，凹陷的面积（压力×时间）等于患者所做功的大小，深度越深代表所做功越大，常见于触发灵敏度设置过高的情况。如果做功达到触发阈值呼吸机就会辅助通气

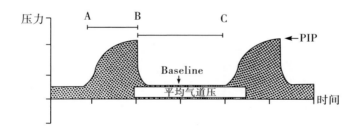

图 3 - 10　平均气道压是通过压力曲线下的区域面积计算而得，直接受吸气时间影响。上图中虚点面积在特定的时间间隔上所计算的压力相加求其均数即平均气道压。它在正压通气时与肺泡充盈效果（即气体交换）和心脏灌注效果相关。气道峰压，PEEP 和吸 – 呼比均影响它的升降。A—B 为吸气时间，B—C 为呼气时间，PIP = 气道峰压，Baseline = 呼吸基线（= 0 或 PEEP）。一般平均气道压为 10～15cmH$_2$O，不大于 30cmH$_2$O

（三）流速 – 时间曲线

流速 – 时间曲线反映的是呼吸机单位时间内输送气体的流速随时间变化的曲线。纵轴表示流速，单位 L/min，横轴为时间，单位为秒（s），横轴上方代表吸气流速，下方代表呼气流速。吸气流速与吸气时间的乘积代表吸入潮气量。同理，呼气流速与呼气时间的乘积代表呼出潮气量。根据吸气相曲线的形态，将流速波形分为方波、递减波、递增波及正弦波（图3 – 11）。

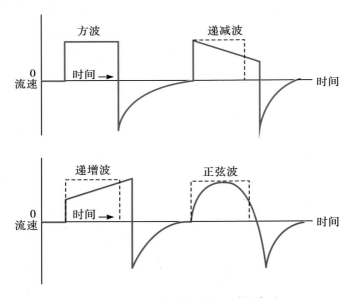

图 3 – 11　不同方式的流速 – 时间波形

方波：是指呼吸机在整个吸气时间内输送的气体流速恒定不变，形态成正方形，时常见于定容型通气。

递减波：是指呼吸机送气初气体流速达到峰流速，然后逐渐降低至吸气结束，是目前临床最常用的呼吸机波形。

递增波：是指呼吸机在整个吸气时间内气体流速逐渐增加至峰流速，临床较少使用。

正弦波：是生理呼吸的波形，吸气流速逐渐达到峰值后再逐渐降为 0，部分呼吸机可模拟此波形送气，临床较少使用。

流速 – 时间曲线的临床意义：

·监测回路内有无分泌物或积水（图 3 – 12）。

·评估吸气时间（图 3 – 13）。

·监测呼吸回路有无漏气（图 3 – 14）。

·监测是否存在无效触发（图 3 – 15）。

·监测流量触发时的漏气速度（图 3 – 16）。

·评估支气管扩张剂的疗效（图 3 – 17）。

·监测有无 PEEPi（图 3 – 18）。

·根据吸气流速调节呼气灵敏度（E_{sens}）（图 3 – 19）。

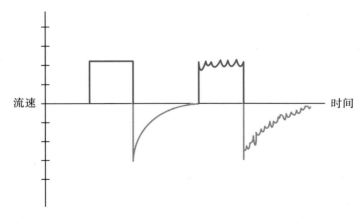

图 3 – 12 当呼吸机管路里有积水或大气道内有分泌物时，会在呼吸机送气与呼气气流的作用下来回震动，在回路中产生较小的流速波动，导致吸气相和呼气相流速波形上产生小的锯齿波

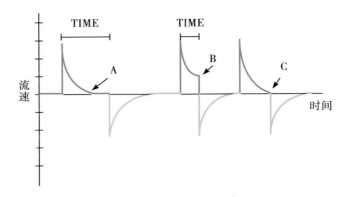

图 3-13　在 PCV 模式下，吸气时间与送气气流的关系。PCV 为压力控制，时间切换的通气模式，A 点吸气时间过长，吸气还未结束，但吸气气流的流速已经降为 0，后面没有潮气量的输送。B 点设置吸气时间太短，吸气流速尚未降至 0，吸气即终止。C 处设置吸气时间刚好，在吸气末流速恰好降至 0

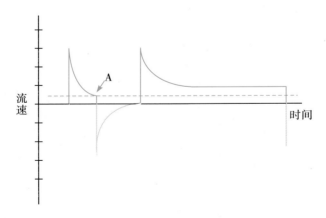

图 3-14　A 点指的是吸气流速下降至峰流速的某一比例时切换为呼气。当回路存在漏气时，由于有持续的气流存在，所以吸气流速无法下降至 A，因而产生长吸气。此时应该检查回路的密闭性，管路是否连接紧密，气囊压力是否在正常值范围

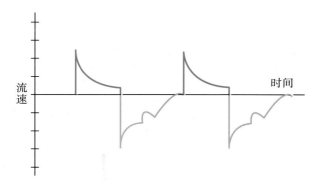

图 3 – 15 流速 – 时间曲线中，患者呼气尚未结束，即开始下一次吸气，但是此次吸气只是产生一个小波，未达到触发灵敏度，未触发呼吸机送气，因而称为无效触发。对于一些存在高 PEEPi 的患者，必须克服 PEEPi 的压力才能达到触发灵敏度的预设值，呼吸机才会送气，吸气触发功明显增大，从而导致无效触发

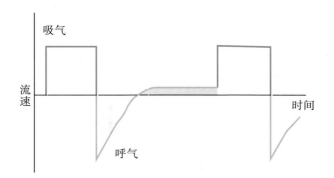

图 3 – 16 当呼吸回路中存在漏气时（如气管插管气囊漏气，NIV 面罩漏气等），而流量触发值又小于泄漏速度，在吸气流速曲线的基线（0L/min）和图形之间的距离（上图中蓝色部分）为实际泄漏速度，此时应适当加大流量触发值以补偿泄漏量

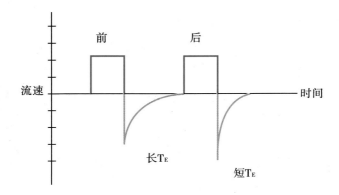

图 3 - 17 支气管扩张剂治疗前后呼气峰流速的变化。经支气管扩张剂治疗后，峰流速明显升高，有效呼出时间缩短，说明用药后支气管痉挛的情况有所改善

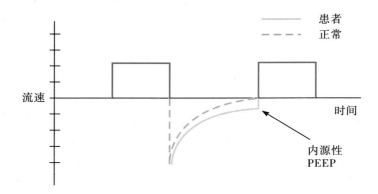

图 3 - 18 呼气气流在下一个吸气相开始前流速未降至0，常见于小气道过早陷闭或呼气时间过短，导致呼气不完全。此时吸入的潮气量还未完全呼出下一次吸气就开始，部分气体阻滞在肺泡内产生的压力称为内源性呼气末正压（PEEPi）

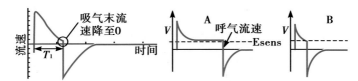

图 3 - 19 自主呼吸时当吸气流速降至峰流速 25% 时，呼气阀门打开吸气相切换为呼气相。此流速的临界值即呼气灵敏度。以往此临界值由厂方固定，操作者不能调节（图左侧），现有的呼吸机呼气灵敏度可供用户调节（图右侧）。图 A 因回路存在泄漏或预设的 E_{sens} 过低，以致呼吸机持续送气，导致吸气时间过长。B 适当地将 E_{sens} 调高及时切换为呼气，但过高的 E_{sens} 切换使呼气过早，无法满足吸气的需要。故在 PSV 中 E_{sens} 需和压力上升时间结合一起来调节

（四）压力 - 容积环（P-V 环）

压力 - 容积环反映在同一个呼吸周期内，压力与容积相互变化的曲线。横轴表示压力单位 cmH_2O，纵轴是容积，单位 ml（图 3 - 20）。

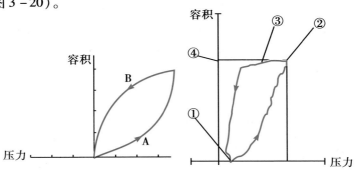

图 3 - 20 横轴为压力，有正压（机械通气）、负压（自主呼吸）之分，纵轴是容积（潮气量 VT），单位为 L。A 代表吸气过程从 0（或 PEEP）起始上升至预设的吸气峰压（PCV）或预设的潮气量（VCV）后即切换为呼气。B 代表呼气过程，呼气结束理论上应回复至起始点 0（或 PEEP），但实际上偏离 0 点，若使用 PEEP 如 $5cmH_2O$ 则以正压 $5cmH_2O$ 为起始和回复点（即纵轴右移至 $5cmH_2O$）。此环说明压力与容积的关系。① = PEEP；② = 气道峰压；③ = 平台压；④ = 潮气量

P-V 环的临床意义

· 评价气道阻力对 P-V 环的影响（图 3 – 21）。
· 评价吸气流速对 P-V 环的影响（图 3 – 22）。
· 判断自主呼吸（图 3 – 23）。
· 监测呼吸回路有无漏气（图 3 – 24）。
· 反映呼吸系统顺应性的改变（图 3 – 25）。
· 单肺插管引起 P-V 环偏向横轴（图 3 – 26）。
· 呼吸机流速设置不够的 P-V 环（图 3 – 27）。
· 测量高低位拐点（图 3 – 28）。

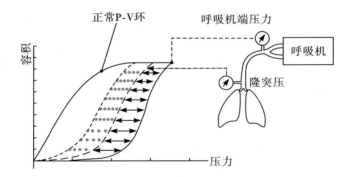

图 3 – 21 呼吸机端的压力（通常以 P_{aw} 表示）增加有三种因素：①因插管内径小于总气管内径阻力必然增加，如图中 ⟷ 表示隆突压的增减与插管内径有关；②由于气道本身病变阻力增加（虚线部分）故隆突压增加，以致呼吸机端压力也增加；③P-V 环的上升支的水平左、右移位反映气道阻力减少或增加

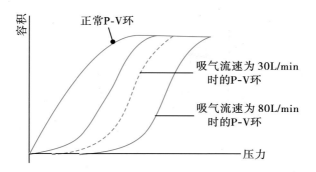

图 3-22 同一容积由于气道阻力增加，要求吸气流速增加，以致气道压力也增加，吸气上升支右移反之亦然

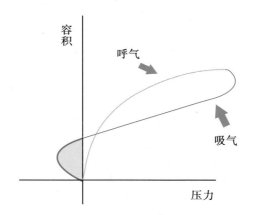

图 3-23 辅助通气时的 P-V 环，患者自主呼吸产生的负压触发呼吸机送气，呼吸机给予一次正压通气。纵轴左侧表示吸气触发部分，蓝色部分代表患者触发吸气所做的呼吸功

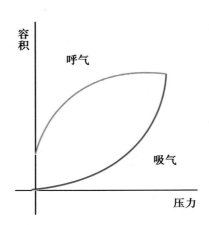

图3-24 患者呼气未回到0，代表呼吸回路中存在漏气，查看管路连接是否紧密、气囊是否漏气等

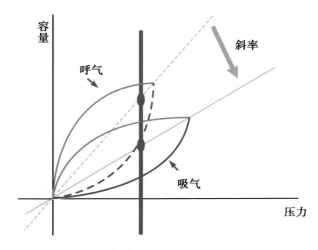

图3-25 P-V环顶点与原点之间连线的斜率 = ΔV/ΔP，也就是呼吸系统的顺应性，图中下方呼吸环连线向横轴偏移，斜率变小，反应呼吸系统顺应性变差

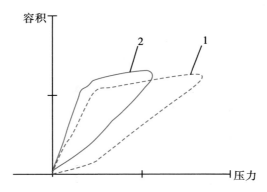

图 3 - 26　气管插管意外地下滑至右侧支气管以导致右肺单侧通气，P-V 环偏向横轴。改善气管插管位置后即偏向纵轴

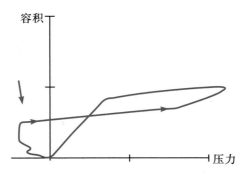

图 3 - 27　患者自主呼吸（在纵轴左侧为负压启动），其吸气流速大于呼吸机设置的流速，说明患者吸气用力，多见于麻醉结束或镇静剂已无效。在一般通气过程中需立即调整吸气流速以满足患者需要

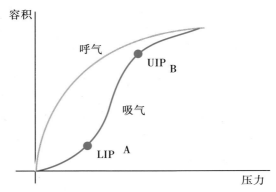

图 3 – 28　VCV 时静态测定第一、二拐点，以便设置最佳 PEEP 和避免气压伤或高容积伤。方法：①使用肌松剂；②频率 6 ~ 8/min，吸/呼 = 1:2；③潮气量为 0.8L。发现 A 点（即第一拐点 LIP）呈似平坦状，是压力增加但潮气量增加甚少或基本未增加，此为内源性 PEEP（PEEPi），在 A 点处压力再加上 2 ~ 4cmH$_2$O 为最佳 PEEP 值。然后观察 B 点（即第二拐点 UIP），在此点压力增加但潮气量增加甚少，即为肺过度扩张点，故各通气参数应选择低于 B 点（UIP）的气道压力和潮气量等

（五）流速 – 容积环（F-V 环）

流速 – 容积曲线（F-V 曲线）也可获得气道阻力的信息，主要用于机械通气患者支气管扩张剂的疗效评价。纵轴是吸气和呼气时流速，横轴是容积，横轴上为吸气，横轴下为呼气（图 3 –29）。也有以横轴以上为呼气，横轴下为吸气。（视各厂家软件而定）。临床可分为方波和递减波的流速 – 容积如图（3 –30）。

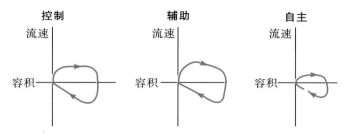

图3-29 不同呼吸形式下的流速-容积曲线环

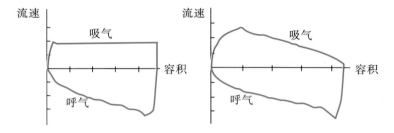

图3-30 方波和递减波的流速-容积环

左侧为 VCV 时的吸气流速方形波，流速在吸气开始快速增至设置值并保持恒定，在吸气末降至0，呼气开始时流速最大，随后逐步降至基线0点处。右侧吸气流速为递波减形，与方形波差别在于吸气开始时流速是否快速升至设置值，呼气流速无差别

流速-容积环的临床意义

· 评价支气管扩张剂的效果（图3-31）。
· 监测有无 PEEPi（图3-32）。
· 监测有无回路漏气（图3-33）。
· 判断气道阻塞程度（图3-34）。
· 判别肥胖患者的 F-V 环特点（图3-35）。
· 提示气管插管扭曲（图3-36）。

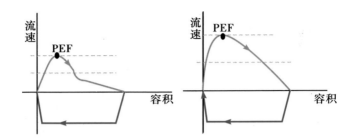

图 3-31 支气管扩张剂使用前后的流速-容积环，在使用前峰流速低且呼气相出现偏向横轴的凹陷，在使用支气管扩张剂后峰流速明显提高且呼气气流由凹陷转为平坦，说明使用支气管扩张剂后气道有所改善

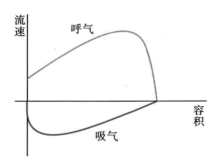

图 3-32 呼气结束时流速并未降至0，说明存在 PEEPi

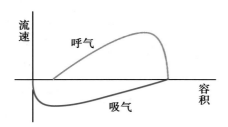

图3-33 呼气末容积未回到0，呼气结束点和吸气起始点呈开环状，未吻合，说明呼吸回路中存在漏气，可结合容积-时间曲线一起判断

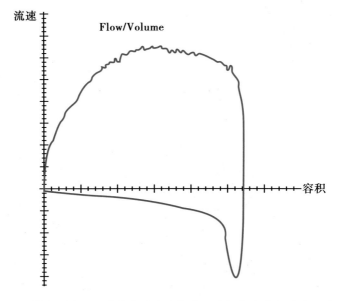

图3-34 此病例为严重肺气肿。呼气支呈严重凹陷状说明气道阻塞严重，使用支气管扩张剂呼气支可稍好转

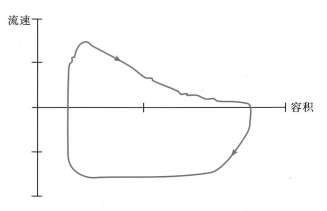

图3-35 肥胖患者因胸壁脂肪过多和腹内压的增加，导致肺容积减少、顺应性降低、阻力增加。F-V 环的特点为峰流速低、呼气时间长，但呼气下降支不呈凹陷状

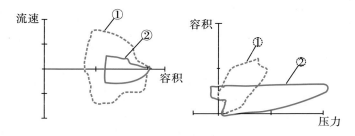

图3-36 ①为正常情况；②为气管插管扭曲所引起低流速、低容积环，这种情况结合 P-V 环一起监测可看到高峰压、低潮气量（对比预置值）、低顺应性和高阻力

二、无创呼吸机常见报警原因及处理流程

所有呼吸机都有报警系统，这些报警包括了声音、闪光、数字和图形显示。报警对于保证呼吸机的正常通气和运行非常

重要，如果不及时发现并处理，可能会危及患者的生命安全。机械通气期间各级常见警报事件的案件见表 3 - 1。

美国呼吸治疗学会（AARC）根据报警可能危及生命的程度，将报警分为三类；

一类报警：导致报警的问题可迅速危及生命，需立即处理（重复性报警，报警指示器闪亮，并发出较响亮的声音，报警声不能消除）。

二类报警：导致报警的问题具有危及生命的潜在威胁，也需迅速处理（间断性柔和的声光报警，可人工消除报警声音）。

三类报警：导致报警的问题不会危及生命（仅有光报警）。

表 3 - 1　机械通气期间各级警报事件分级

第一级： 立即危及生命	第二级： 可能危及生命	第三级：不会危及生命， 可能伤害患者
·电源故障 ·无气体传送至患者 ·呼气阀故障 ·传送过多气体至 　患者	·管路漏气 ·部分管路阻塞 ·加热器故障 ·不适当的 I/E ·不适当的 PEEP/ 　CPAP	·肺部特性改变（如：R/C） ·PEEPi ·通气驱动力的改变（如中枢神经系统或肌肉功能）

无创呼吸机常见报警类别

这里主要以 BiPAP-Vision 呼吸机为例。

（1）Vision 呼吸机主机包括了两种类型的报警：系统报警和可调节的报警。

系统报警主要用于主机检查系统运行情况，例如主机电源和内置报警电池，并且是不可调节的。可调节的报警是用于监测患者机械通气参数，如气道压力高，呼吸频率快或窒息等，这些报警都是可调节的。

（2）报警提示符

所有的报警都包括了声，光两部分。在报警时，报警声音响起并且屏幕的模式/消息区域会出现报警名称（图3-37）。

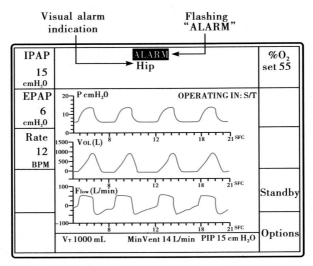

图3-37 无创呼吸机报警界面

（3）系统报警（表3-2）

表3-2 系统报警原因及处理方式

报警图示	原因描述	处理方式
Vent Lnop	电源或系统故障，主机不能正常运行	1. 中止使用：确定电源线是否与插座与主机连接正确 2. 终止使用：请求服务
Check Vent	系统错误	主机需要修理

（4）可调节报警

①窒息报警：无创呼吸机可设置呼吸频率，呼吸机可以在

设置的时间间隔内监测患者有无自主呼吸。当患者有自主呼吸时，时间间隔就会复位，若患者在设定的时间间隔中没有自主呼吸时，呼吸机就会激活窒息通气报警。如果患者存在连续两次自主呼吸，并被监测到，报警自动就会消除。处理流程见图3 – 38。

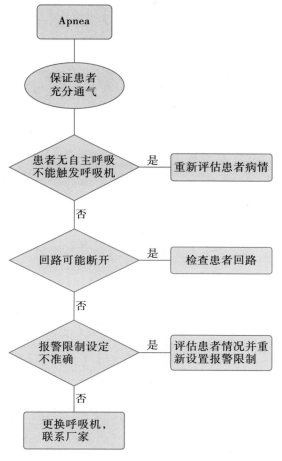

图3 – 38　无创通气窒息报警处理流程图

②高压报警：Vision 呼吸机有一个测压管，用来监测压力。如果压力管内的气压超出了高压的设定，并且持续 0.5s 以上，吸气就会被中止。如果继发的呼吸低于高压设定，声音报警自动中止，处理流程见图 3 – 39。

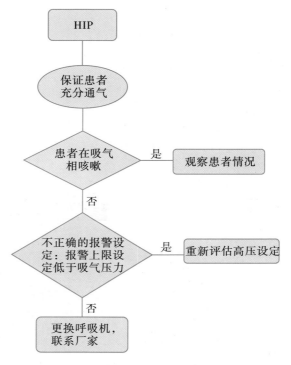

图 3 – 39　无创通气高压报警处理流程

③低压报警：如果压力管内的压力在设定的低压报警延迟时间内持续低于低压设定值，低压报警被激活。如果压力上升到低压设定之上，报警自动中止，处理流程见图 3 – 40。

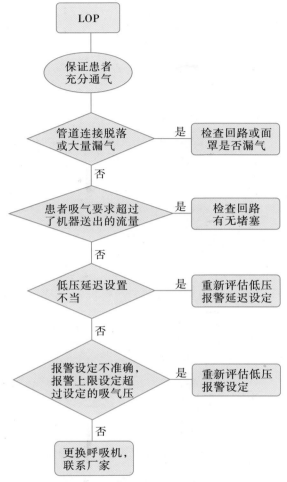

图 3-40　无创通气低压报警处理流程

④失去压力调节报警：如果呼吸机测定的压力变化 >
5cmH$_2$O，持续时间超过 5s，报警则被激活。如果近似压力变化
在设定值的 ±5cmH$_2$O 内，报警会自动中止，处理流程见图
3-41。

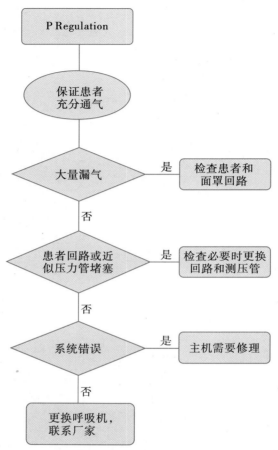

图3-41　无创通气失去压力调节报警处理流程

⑤低氧流量报警：当中心氧源压力不能达到设置的氧浓度，就会触发低氧报警。即使解除报警原因，报警也不会自动恢复。报警时，呼吸机会正常工作，处理流程见图3-42。

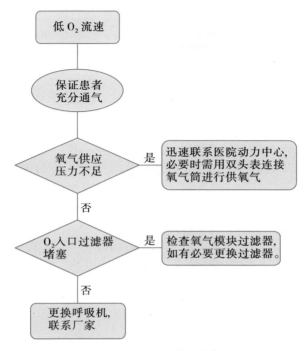

图 3-42 无创通气低氧流速报警处理流程

三、有创呼吸机常见报警原因及处理流程

有创呼吸机常见报警原因

呼吸机报警提示存在着潜在有待解决的问题。报警灯或信号持续存在提示问题正在发生，可以将常见的报警类型分为四类即压力报警、通气量报警、呼吸异常报警及输入动力报警。将常见报警原因分为四类，分别为患者原因、呼吸机回路或气道原因、人为因素及机器故障（表3-3）。报警为机械通气患者提供了一道最重要的安全保障，所以在临床工作中当有任何报警出现时，应立即解决，以防止对患者造成不可逆的伤害。

表3-3　临床常见呼吸机报警原因

呼吸机原因	患者原因	环路及人工气道原因
参数设置 报警上限制 呼吸机故障	R升高：痰液/痉挛等 C下降：气胸/肺水肿、腹压 　　高等 烦躁	·积水，打折，痰液 ·位置过深，贴壁 ·人工鼻堵塞 ·气囊/管路漏气

（1）高压报警处理流程（图3-43）

高压报警在有创呼吸机使用过程中是比较常出现的。最常见的高压报警是气道峰压高（P_{Peak}）。如果监测的气道峰压高于设置的高压上限，则会触发报警。临床上气道高压报警的原因常见于气道分泌物阻塞导致气道狭窄。

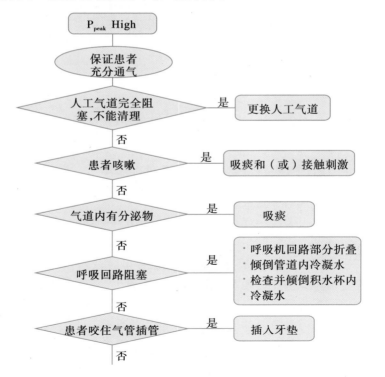

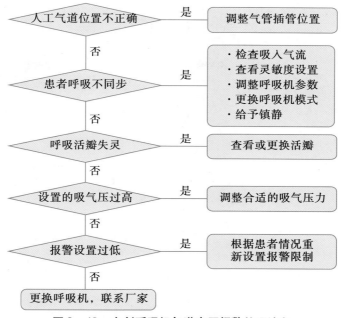

图3-43 有创呼吸机气道高压报警处理流程

（2）气道压力低限报警处理流程（图3-44）

气道压力低限报警比较少见。最常见的报警原因是漏气导致的，所以当气道低压报警时应该检查管道回路与气囊是否有漏气，或者是患者气道胸腔里其他管道漏气所致。

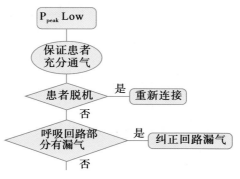

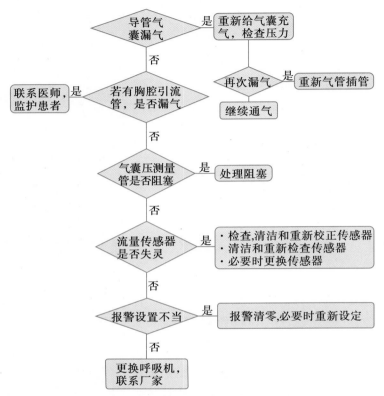

图 3 - 44　有创呼吸机气道低压报警处理流程

（3）通气量高限报警处理流程（图 3 - 45）

通气量高限报警常见于潮气量高或分钟通气量高。每分通气量高限报警与呼吸频率，潮气量有关（MV = f × VT），所以影响呼吸频率和潮气量的因素也是会影响每分通气量。当出现通气量高限报警时，排除潮气量与呼吸频率后，还应该考虑外界因素，如在呼吸机回路外接雾化管道也会使潮气量增高。

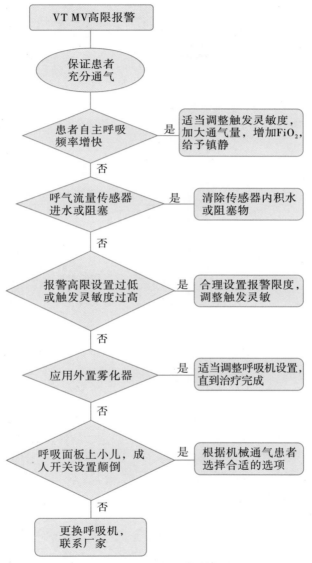

图 3-45　有创呼吸机通气量高限报警处理流程

（4）通气量低限报警处理流程（图 3 – 46）

通气量低限报警最主要的原因也是漏气，跟压力低限报警有相似的地方。由于漏气首先会导致潮气量的不足，进而压力不能满足预设的指标，所以呼吸机报警不是单一的原因，某一种原因会触发好几种报警联合出现。

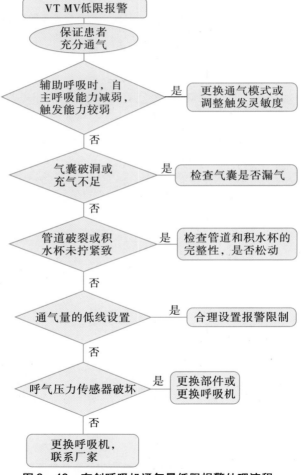

图 3 – 46 有创呼吸机通气量低限报警处理流程

（5）窒息通气报警处理流程（图 3 – 47）

窒息通气报警多见于患者使用自主呼吸模式时，由于患者自主呼吸较弱，不能触发呼吸机送气，可以适当调整触发灵敏度，或压力支持，来锻炼患者自主呼吸能力。

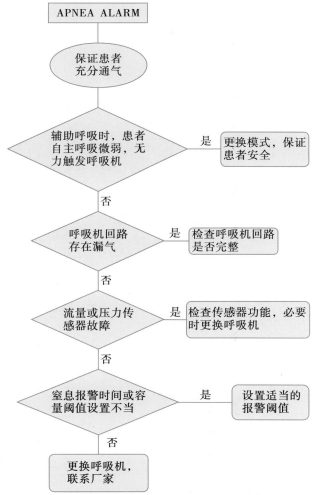

图 3 – 47　有创呼吸机窒息通气报警处理流程

（6）气源报警处理流程（图3-48）

呼吸机的气源包括氧气与空气两种，缺少其中任意一种呼吸机都不会工作。在使用呼吸机时应检查这两种气源是否连接完好，也有可能在使用空气压缩机时忘记打开开关，或压缩机故障，导致报警。

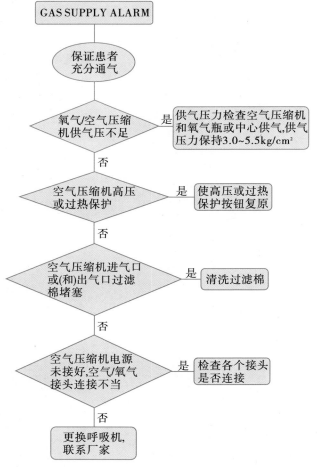

图3-48　有创呼吸机气源报警处理流程

（7）电源报警处理流程（图3-49）

在使用呼吸机前应该检查所有电源开关是否连接完好，并保证电路通畅，如果出现故障，应及时更换呼吸机，保证患者的安全。

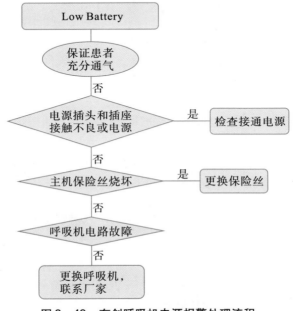

图3-49　有创呼吸机电源报警处理流程

第二节　呼吸系统常见疾病通气策略

一、COPD 诊治常规

COPD 是以持续气流受限为特征的可以预防和治疗的疾病。其气流受限不完全可逆，呈进行性发展，与肺部对有害气体或有害颗粒的慢性异常炎症反应有关。

　　慢性炎症反应累及全肺，在中央气道（内径 > 2 ~ 4mm）主要改变为杯状细胞和鳞状细胞化生、黏液腺分泌增加、纤毛功能障碍，临床表现为咳嗽、咳痰。外周气道（内径 < 2mm）的主要改变为管腔狭窄，气道阻力增大，延缓肺内气体的排出，造成患者呼气不畅、功能残气量增加。其次，肺实质组织（呼吸性细支气管、肺泡、肺毛细血管）广泛破坏导致肺弹性回缩力下降，使呼出气流的驱动压降低，造成呼气气流缓慢。这两种因素使 COPD 患者呼出气流受限，形成动态肺过度充气（DPH）。由于 DPH 的存在、肺动态顺应性降低，其压力－容积曲线趋于平坦，在吸气相气体进入肺内需更大的压力驱动，从而使吸气负荷增大。

　　DPH 时呼气末肺泡内残留的气体过多，呼气末肺泡内呈正压，称为内源性呼气末正压（PEEPi）。由于 PEEPi 的存在，患者必须先产生足够大的吸气压力以克服 PEEPi 才可能使肺内压低于大气压而产生吸气气流，这也增大了吸气负荷。其次由于病理原因肺容积增大造成胸廓的过度扩张，并压迫膈肌使其处于低平位，造成曲率半径增大，从而使膈肌收缩效率降低，辅助呼吸肌也参与呼吸，但辅助呼吸肌的收缩能力差，效率低，容易发生疲劳，而增加耗氧量。

　　COPD 的急性加重导致耗氧量和呼吸负荷的显著增加，超过呼吸肌自身的代偿能力使其不能维持有效的肺泡通气，从而造成缺氧及 CO_2 潴留，严重者发生呼吸衰竭。导致 AECOPD 的原因包括支气管－肺部感染、肺栓塞、肺不张、胸腔积液、气胸、左心功能不全、电解质紊乱、代谢性碱中毒等，其中支气管－肺部感染是最常见的原因，呼吸衰竭的发生于与呼吸肌疲劳和痰液引流不畅两方面因素有关。因此，在此类患者中应用机械通气的主要目的包括：改善通气和氧供，缓解呼吸肌疲劳，并设法减少 DPH 及其不利影响，通过建立人工气道引流痰液，在降低呼吸负荷的同时为控制感染创造条件。

1. COPD 患者机械通气目的

机械通气的生理学作用：提供一定水平压力来提高每分通气量以改善肺泡通气、改善氧合、提供吸气末压（平台压）和 PEEP 以增加吸气末肺容积（EILV）和呼气末肺容积（EE-LV）。对气道阻力较高和顺应性较差者，机械通气可降低呼吸功耗，缓解呼吸肌疲劳。因此，应用机械通气可达到以下临床目的：

（1）纠正急性呼吸性酸中毒：通过改善肺泡通气使 $PaCO_2$ 和 pH 得以改善。通常应使 $PaCO_2$ 和 pH 维持在正常水平。对于慢性呼吸衰竭急性加重者（如 COPD）应达到缓解期水平。对存在气压伤较高风险的患者，应适当控制气道压水平。

（2）纠正低氧血症：通过改善肺泡通气、提高吸入氧浓度、增加肺容积及减少呼吸功耗等方法以纠正低氧血症。机械通气改善氧合的基本目标是 $PaO_2 > 60mmHg$ 或 $SaO_2 > 90\%$。动脉氧含量（CaO_2）与 PaO_2 和血红蛋白（HB）有关，而氧输送量（DO_2）不但与 CaO_2 有关，还与心输出量有关。因此，为了改善组织缺氧也应考虑上述因素对 DO_2 的影响。

（3）降低呼吸功耗，缓解呼吸肌疲劳：由于气道阻力增加、呼吸系统顺应性降低和 PEEPi 的出现，呼吸功耗显著增加，严重者出现呼吸肌疲劳。对这类患者适时地使用机械通气可以减少呼吸肌做功，达到缓解呼吸肌疲劳的目的。

2. COPD 患者无创通气策略

COPD 是一种常见的慢性呼吸系统疾病，由于其患病率高，病死率高，社会经济负担重，特别是重度 COPD 稳定期患者，1 年的病死率可达 20% ~22%。无创正压通气已经成为急性加重期 COPD 患者的常规治疗手段。已有较多的 RCT 研究表明，较早的应用 NPPV 可降低患者的气管插管率、缩短住院时间、降低住院病死率，成功率可达到 80% ~85%。因此 NPPV 可作为急性加重期 COPD 患者的一线治疗手段。如果应用 NPPV 1~2h

（短期）病情不能改善应再次评估患者是否需要转为有创机械通气。

急性加重期无创通气的选择标准

· 中至重度呼吸困难

· 伴有辅助呼吸肌参与和腹部矛盾运动

· 中重度酸中毒（pH 7. 30 ~ 7. 35）和高碳酸血症（$PaCO_2$ 为 45 ~ 60mmHg）

· 呼吸频率 > 25/min

|注|意|事|项|

· 对于 AECOPD 的患者急性发作期间夜间进行无创通气，可改善白天 $PaCO_2$ 水平及生活质量，但对急性发作或死亡率无显著改善。

· 高强度的压力支持相比低强度的支持通气对于 AECOPD 患者的肺功能有所改善，并且可以改善气体输出和心输出量。

· 对于 COPD 的患者，采用无创机械通气进一步降低 $PaCO_2$，可以改善患者的预后。不良反应有局部皮肤损害，属于可控范围。

· 在 AECOPD 的早期，患者意识清楚，咳痰能力尚可，痰液引流容易，但呼吸肌疲劳是导致呼衰的主要原因，此时应用无创机械通气（NPPV）可取得良好的临床效果。若痰液引流障碍及通气不能保障或出现较为严重的呼吸功能障碍时，应及时应用有创机械通气辅助呼吸。如果延迟实施机械通气，患者因严重低氧和 CO_2 潴留而出现多脏器功能受损，使机械通气的疗效显著降低。

3. COPD 患者有创通气策略

（1）有创通气的指征

· 患者出现意识障碍。

· 分泌物难以自主引流。

· 有明显的呼吸肌疲劳，呼吸频率 > 40/min，或 < 8/min。

·使用无创通气效果不佳：患者 PaO_2 持续 <50mmHg，或 PaO_2/FiO_2 <200mmHg，及 PCO_2 进行性升高。

·血气分析提示严重的失代偿呼吸性酸中毒（pH <7.20）。

·血流动力学不稳定。

（2）有创通气策略

①允许性高碳酸血症

允许性高碳酸血症（PHC）是指机械通气期间，为了治疗的目的和防止机械通气并发症，即避免气压 - 容积伤，故意限制气道压或潮气量，允许 $PaCO_2$ 逐渐增高 >50mmHg，但不一定伴随高碳酸血症的发生。机械通气时，调节呼吸机的参数以纠正过低的 pH 和过高的 $PaCO_2$，会使用较大的潮气量、较高的压力及每分通气量，这样会导致较高的气道峰压和平台压，容易造成气压伤，甚至机械通气肺损伤（VILI）。

对于 COPD 患者，同时也要避免过度通气，此类患者已耐受慢性的 CO_2 潴留、代偿或部分失代偿的呼吸性酸中毒。而在急性加重时，CO_2 潴留会骤然上升，如果机械通气参数设置过高，会使 CO_2 下降过快，体内为代偿性呼吸性酸中毒潴留的 HCO_3^- 排出过慢，导致代谢性碱中毒及内环境的持续紊乱而致心肾等重要脏器功能受损。因此，主要纠正 pH 至正常即可，而不必去纠正 $PaCO_2$ 至正常。

②减少肺部动态充盈

初始通气时应给予较小的潮气量（6~10ml/kg）或较小的压力支持（10~15cmH₂O），呼吸频率可略快。待患者适应后，随着过度充气的逐渐减轻而改为深慢呼吸。临床上也可使用 PEEP 来减轻肺过度充气，由于 COPD 的气流阻塞主要是气道陷闭所致，部分为气道阻塞，因此设置适当的外源性 PEEP 正好克服气道陷闭对抗 PEEPi，降低气道阻力，减少呼吸功，改善人机协调性，降低峰压和平台压及减少 VILI 的发生。

③减慢呼吸频率，改善有效每分通气量

虽然改善通气的最终目标是改善是每分通气量，但是并不是每分通气量越高越好。临床上，COPD 患者每分通气量的升高，一般伴随着呼吸频率的增快，而呼吸频率的增快会造成肺部的过度充盈，功能残气量的增加，肺泡的有效通气量减少，必要时可给予患者一定的镇静药和肌松药来改善呼吸系统状况减少肺部的过度充盈。

④减少通气无效腔

无效腔一般分为解剖无效腔和肺泡无效腔。解剖无效腔一般指由口鼻到终末细支气管之间的传导性气道。传导性气道的解剖无效腔一般不会改变，部分肺切除或者建立人工气道时，解剖无效腔的容积一般会发生变化。深呼吸或者使用支气管扩张剂，导致气道直径增加，也可能增加解剖无效腔。肺泡无效腔是指没有气体交换的肺泡容积，肺泡无效腔存在是异常的。任何使肺循环血量下降的因素，如极低的心输出量或肺栓塞，都会造成肺泡无效强的增加。

而机械通气时，因为建立人工气道，会额外增加一定的无效腔，造成无效的通气量增加，患者吸气负荷增加。常见增加无效腔的装置有密闭式吸痰管、人工鼻及三通延长管，一般可增加 40 ~ 90ml。COPD 有创机械通气指南见表 3 - 4。

表 3 - 4　COPD 患者有创机械通气指南

- 模式选择早期尽量选择控制模式如（A/C）：但未避免患者发生呼吸肌失用性萎缩，在患者病情许可范围内早期切换到脱机模式如 PSV。
- 潮气量（VT）：目标潮气量达到 6 ~ 8ml/kg 即可，或使平台压不超过 30cmH₂O 和气道峰压不超过 35 ~ 40cmH₂O，避免 DPH 的进一步加重和气压伤的发生。
- 呼吸频率（f）：需要与潮气量配合以保证基本的每分通气量，同时注意过高的频率可能导致 DPH 加重，一般设置 10 ~ 15/min 即可。
- 吸气流速（Flow）：一般选择较高的峰流速（40 ~ 60L/min），以延长呼气时间。

- 外源性 PEEP：控制通气时，外源型 PEEP 一般不会超过 PEEPi 的 80%，否则会加重 DPH。临床可采用呼气末阻断法测量静态的 PEEPi。亦可在容控时，从低水平逐渐增加外源型 PEEP，以不引起平台压明显升高的最大 PEEP 为宜。
- 吸氧浓度（FiO_2）：以最低吸入氧浓度维持氧合即可，若需要更高的水平的氧浓度来维持氧合，提示存在合并症或并发症，如肺不张、肺栓塞、气胸、心功能不全等。

二、ARDS 诊治常规、肺复张及俯卧位通气操作流程

急性呼吸窘迫综合征（acute respiratory distress syndrome，ARDS）是多种原因（严重感染、休克、创伤及烧伤等非心源性疾病）引起的一种急性呼吸衰竭，由于肺外或肺内原因引起的肺毛细血管渗透性增加形成肺水肿，导致进行性呼吸困难、顽固性低氧血症、肺顺应性下降，肺部 X 线片显示有双肺弥漫性浸润。临床诊断标准见表 3 - 5。

表 3 - 5　ARDS 的最新诊断标准：满足以下 4 项条件方可诊断 ARDS

发病时间	1 周内出现的急性或进展性呼吸困难		
肺部影像学	胸部 X 线平片/胸部 CT 显示双肺浸润影，不能完全用胸腔积液、肺叶/全肺不张和结节影解释		
肺水肿原因	呼吸衰竭不能完全用心力衰竭和液体负荷过重解释。如果临床没有危险因素，需要用客观检查（如超声心动图）来评价心源性肺水肿。		
氧合指数			
轻度	200mmHg < PaO_2/FiO_2 ≤300mmHg，在 PEEP 或 CPAP ≥ 5cmH$_2$O		
中度	100mmHg < PaO_2/FiO_2 ≤200mmHg，PEEP≥5cmH$_2$O		
重度	PaO_2/FiO_2 ≤100mmHg，PEEP≥5cmH$_2$O		

注：所在地海拔超过 1000m 时，需对 PaO_2/FiO_2 进行校正，校正后 PaO_2/FiO_2 =（PaO_2/FiO_2）×（所在地大气压值/760）。

1. ARDS 机械通气目的

· 纠正缺氧

· 维持充分的通气和氧合，以支持其他脏器功能

· 复张萎陷的肺泡并使其维持开放状态

· 避免肺泡过度扩张和反复闭合所造成的剪切损伤

2. ARDS 有创机械通气应用指征

· 轻度 ARDS 患者可试用无创正压通气，无效或病情加重时尽快气管插管行有创机械通气。

· 呼吸肌疲劳的出现

· 呼吸形式严重异常，如呼吸频率 > 35 ~ 40/min 或 < 6 ~ 8/min，呼吸节律异常，自主呼吸微弱或消失

· 血气分析提示严重通气和（或）氧合障碍：$PaO_2/FiO_2 < 200mmHg$，$PaCO_2 > 45mmHg$ 或 $pH < 7.3$

3. 急性呼吸窘迫综合征的机制与病理

ARDS 的本质是多种炎症细胞及其释放的炎症介质和细胞因子间接介导的肺脏炎症反应。ARDS 是系统性炎症反应综合征（systematic inflammatory response syndrome，SIRS）的肺部表现。炎症细胞和炎症介质是启动早期炎症反应与维持炎症反应的两个因素，在 ARDS 的发展中起关键作用。其表现为肺毛细血管内皮细胞和肺泡上皮细胞损伤，肺微血管通透性增高和微血栓形成，大量富含蛋白质和纤维蛋白的液体渗出至肺间质和肺泡，形成非心源性肺水肿，透明膜形成，进一步发展到肺间质纤维化。

在临床上 ARDS 分流导致的低氧血症尤其严重，因为正常缺氧性肺血管收缩（HPV）的机制被严重削弱。而 HPV 的生理功能是维持通气 - 血流比的正常。正常情况下，HPV 通常可以减少肺泡无效腔的血流量，减轻动脉低氧血症的效应。但 ARDS 时血流会更自由地从肺泡毛细血管流向肺泡无效腔，造成 ARDS 顽固性低氧血症。

ARDS 并非均匀的影响肺脏，正常的肺组织与严重实变肺

组织并存，通常归类于非均一性疾病。实际上，ARDS 中开放的肺泡减少导致肺脏"缩小"，可以将 ARDS 想象为一个相对较小的肺与另一个实变肺或不张肺共同作用于同一个主支气管。这意味着 ARDS 的肺脏不同区域其顺应性不同，对于此类患者进行机械通气会面临非常严重的困难与挑战。因为正压通气的气流会充盈顺应性好的肺区域，有可能使这些"正常"的肺区域过度扩张而造成损伤，所以对于 ARDS 的患者机械通气时，一定要限制其平台压，改善氧合的同时，也要避免机械通气对肺部的损伤。

4. ARDS 的机械通气策略及具体实施方法（表 3 - 6）

表 3 - 6　ARDS 临床操作指南

- 临床通气模式 VCV 或 PCV 可根据自己经验选择，在 ARDS 机械通气时，并没有哪种模式优于哪种模式，重要的是应仔细评估患者病情并进行个体化参数设置，如 VT、PEEP、平台压、吸气流量、吸气时间和 FiO_2 等参数。

- 对早期中重度 ARDS 患者（$PaO_2/FiO_2 < 150mmHg$）进行机械通气时，可短时间使用肌松药。在保留自主呼吸时，应避免患者自主吸气努力程度过大导致跨肺压的显著增加。

- 应实施肺保护通气策略，限制 $VT \leqslant 7ml/kg$ 和平台压 $\leqslant 30cmH_2O$。建议对有条件的单位可进行食道压力评估跨肺泡压大小，避免吸气末跨肺泡压 $> 20 \sim 25cmH_2O$。

- 对于中重度的 ARDS 早期可采用较高 PEEP（$> 12cmH_2O$），可根据上述的 PEEP 设置方法，个体化设置最佳 PEEP。

- 调节 FiO_2 水平维持 ARDS 患者 SpO_2 88% ~ 95% 且 PaO_2 为 55 ~ 80mmHg。氧合不能维持时，应吸入纯氧，单纯高浓度吸氧并不会增加 ARDS 肺损伤，但是不及时纠正严重的低氧血症会加重 ARDS 损伤。

- 对中重度的 ARDS 患者实施 RM，在多数 RM 的有效研究中，90% 的患者是中重度的 ARDS（$PaO_2/FiO_2 < 200mmHg$）。

- 重度 ARDS 患者（$PaO_2/FiO_2 < 100mmHg$）机械通气时应实施俯卧位通气。在实施俯卧位通气时需注意其并发症的预防，其中压疮和气管插管堵塞最为常见。

（1）ARDS 的通气模式可根据个人经验选择 VCV 或 PCV

VCV 可限制患者的 VT，能减少肺泡过度充气所致呼吸机相关性肺损伤（VILI）的风险。PCV 能持续限制肺泡压低于设置的气道压力水平，降低 VILI 的发生风险。PCV 时吸气流量是可变的，随自主呼吸用力程度的改变而变化，因而能改善人机协调性，减少呼吸做功。PCV 的流量波形为递减波，能延长吸气时间，增加平均气道压和促进气体分布，当肺部损伤加重时，潮气量会随之下降，避免了此时肺组织应变（潮气量/功能残气量）增加的风险。因此，ARDS 机械通气时，没有哪个通气模式明显优于其他模式，临床医务人员可根据自己的经验选择VCV 或 PCV，但更重要的是应该自己的评估患者病情进行个体化参数的设置。

（2）ARDS 患者机械通气应该采取肺保护性策略

ARDS 患者的机械通气，在所有危重患者的机械通气中是最困难的。而困难在于：①顽固性缺氧；②呼吸机相关性肺损伤（VILI）。传统 ARDS 通气策略是采用较大水平的潮气量（10~15ml/kg）促进萎陷的肺泡复张，维持正常的动脉血气，以最小的呼气末正压（PEEP）达到足够的动脉氧合。近年的研究显示传统的通气策略是片面的，对机体有害，易导致肺泡过度膨胀，引起呼吸机相关性肺损伤，包括气压伤、容积伤、剪切伤、萎陷伤等。实际上，呼吸机相关性肺损伤的本质是生物性肺损伤诱发或加重局部和全身炎症反应加重ARDS，成为多器官功能障碍综合征（MODS）的启动因素。为了防止 VILI，传统通气方法必须改变，代之各种保护肺通气策略（LPVS）。

随着 ARDS "婴儿肺" 的提出，常规的机械通气会导致正常的肺组织过度牵张，增加 VILI 的风险。多项研究表明，肺保护性通气策略能改善 ARDS 患者病死率。肺保护性通气策略指限制 VT≤7ml/kg 和平台压≤30cmH$_2$O，但对于重度 ARDS 患者，6ml/kg 的 VT 仍会加重肺损伤的发生，其原因可能是由于不同 ARDS 患者正常通气肺组织容积差异较大，而会出现同一 VT 通气时不同 ARDS 肺组织所受应力水平存在显著差异。因此，ARDS 患者潮气量的选择应强调个体化，但必须控制平台压的大小，目标水平应低于 30cmH₂O。若平台压 > 30cmH₂O，应逐渐以 1cmH₂O 的梯度降低 VT 至少最低水平 4ml/kg。降低 VT 后应逐渐增加呼吸频率以维持每分通气量，呼吸频率最高可调节至 35/min，同时注意气体陷闭的发生。一部分患者仍会出现高碳酸血症，一般大多数患者能够耐受高碳酸血症发生，即采取允许性高碳酸血症。

（3）对于中重度 ARDS 患者早期采取高水平的 PEEP

对于 ARDS 患者 PEEP 具有非常重要的生理学效应可促进肺复张、增加残气量、改善通气血流比、增加肺顺应性等。但过高的 PEEP 可能会导致肺泡过渡牵张和循环抑制等严重并发症。研究表明，高水平的 PEEP（> 12cmH₂O）不能改善整体 ARDS 患者的病死率，但可能有益于中重度 ARDS 患者。一般情况下大多数 ARDS 患者的最佳 PEEP 应在 10 ~ 15cmH₂O，但不同个体之间可能有较大差异。随着 PEEP 的增加，气压伤发生的概率会逐渐增加，因此对于高 PEEP 的患者应每天注意患者有无皮下气肿的发生。

临床中，可以采取个性化滴定 PEEP 的方法，但未有研究证实何种方法最佳，可参考以下设置方法（表 3 - 7）。

（4）肌松药是否可以常规应用于机械通气的成人 ARDS 患者？

指南建议对早期中重度的 ARDS 患者（PaO₂/FiO₂ ≤ 150mmHg）进行机械通气时可短时间使用肌松药。但是肌松药是否能改善机械通气 ARDS 患者的临床转归仍不确定，亦是临床中争论的焦点问题。恰当使用肌松药可增加胸壁的顺应性，促进人机同步，减少机体的氧耗和呼吸功，甚至降低 VILI 的发生。但肌松药的不合理使用也会导致痰液引流不畅、肺不张、通气血流比失调和 ICU 获得性衰弱等严重的并发症。

表3-7 PEEP 设置方法

设置方法	描述
PEEP-FiO$_2$ 表格法	结合 PEEP 和 FiO$_2$ 的调节达到氧合目标（PaO$_2$ 55 ~ 88mmHg 和 SpO$_2$ 88% ~ 95%）
食道压法	通过食道压间接评估胸腔压，调节 PEEP 使呼气末跨肺压 >0cmH$_2$O，维持肺泡在呼气末的开放状态，限制吸气末跨肺泡压低于 25cmH$_2$O
应力指数法	在持续流量送气的 VCV 模式下，观察压力时间曲线的形态和计算应力指数。若应力指数 >1，提示 PEEP 水平较高，若 <1，提示应增加 PEEP 复张肺泡。
PEEP 递减法	开始将 PEEP 设置较高水平（如 >20cmH$_2$O），然后逐渐降低 PEEP 水平直至出现 PaCO$_2$ 和肺顺应性下降
P-V 曲线法	设置 PEEP 于该曲线低位拐点之上 1 ~ 2cmH$_2$O
影像学法	通过 CT、超声和体层阻抗扫描等影像技术评估肺泡的复张情况

5. 肺复张

肺复张（recruitment maneuver，RM）是指在机械通气过程中间断给予高于常规平均气道压的压力并维持一定的时间，其作用一方面可使更多的萎陷肺泡复张，另一方面还可以防止小潮气量通气带来的继发性肺不张。肺复张是治疗 ARDS 患者的重要手段，建议对中重度 ARDS 患者实施 RM（表3-8）。

表3-8 实施肺复张手法（RM）的常用方法

方法	描述
控制性肺膨胀	CPAP 水平 30 ~ 50cmH$_2$O，维持 20 ~ 40s
压力控制通气法	PCV 模式，吸气压 10 ~ 15cmH$_2$O 和 PEEP 25 ~ 30cmH$_2$O，使峰压达 40 ~ 45cmH$_2$O，维持 2min

续表

方法	描述
吸气法	每分钟 3 次连续的叹气呼吸，叹气呼吸时调节潮气量使平台压达到 45cmH₂O
增强叹气法	逐步增加 PEEP 水平（每次 5cmH₂O，维持 30s），同时降低潮气量，直到 PEEP 水平达到 30cmH₂O，维持 30s，然后以相同方式降低 PEEP 水平增加 VT 直到恢复基础通气
间断 PEEP 递增法	间断（每分钟连续 2 次）增加 PEEP 水平至预设水平

注 意 事 项

·许多 RM 有效性研究中显示，RM 对于中重度 ARDS 患者（$PaO_2/FiO_2 \leqslant 200mmHg$）更加有效。

·研究者多使用 PEEP 递减法设置 RM 后的 PEEP 水平，高水平的 PEEP 可以使 RM 改善氧合的效果延长 4~6h。

·预测 RM 实施可能有效的因素包括早期 ARDS 患者（机械通气时间 <48h），病变呈弥漫性改变的肺外源性 ARDS 患者，低 PEEP 水平，重度 ARDS，呼吸系统顺应性高（>30ml/cmH₂O）和胸壁顺应性正常患者。

·对血流动力学不稳定和有气压伤风险人群实施 RM 应慎重。

6. 俯卧位通气

俯卧位通气是指利用翻身床、翻身器或人工徒手操作使患者在俯卧位进行机械通气，主要用于改善 ARDS 患者的氧合。俯卧位通气通过体位改变增加 ARDS 肺组织背侧的通气，改善肺组织通气/血流及分流和氧合。此外，俯卧位通气还会使肺内胸腔压梯度趋于均一，改善肺组织的应力和应变分布，并同时采用肺保护性策略可以显著减少 VILI 发生，因此二者联合可能有相互叠加作用。此外，俯卧位复张肺泡具有时间依赖性，因此在允许范围内应尽可能延长俯卧位通气时间。指南推荐重度 ARDS 患者 $PaO_2/FiO_2 \leqslant 100mmHg$ 机械通气时应实施俯卧位通气（表 3-9）。

表 3-9　俯卧位通气实施方法

评估	患者：意识状态，镇静情况，血流动力学稳定
	管路：气管插管、动/静脉导管、尿管、胃管、胸/腹腔引流管等
	适应证 ①ARDS（$PaO_2 < 70mmHg$，$FiO_2 > 60\%$，$PEEP \geqslant 15cmH_2O$，$PaO_2/FiO_2 \leqslant 100mmHg$ 机械通气时），肺复张失败 ②肺不张或实变：促进萎陷肺泡复张，促进气道分泌物引流
	禁忌证：脊椎损伤，近期胸、腹部手术，血流动力学不稳定，不稳定气道，显著肥胖
准备	患者：实施前使用镇静药物使患者处于相对镇静状态（Rasmay 5 分）、充分清理患者气道、口腔分泌物，暂停饮食，回抽胃内容物
	医务人员：建议至少 5 人
	用物：凹形枕，软枕 2~3 个，床单
操作流程	普通床俯卧位 （1）位置与分工 第一人（呼吸治疗师）位于床头，负责呼吸机管道和人工气道的固定、头部的安置和发口令 第二人（护士）位于左侧床头，负责固定管道、动、静脉导管 第三人位于床左侧，负责翻身及其他 第四人位于床右侧，负责翻身及其他 第五人位于床右侧，负责翻身及其他 （2）操作步骤 第一人发出口令，负责翻身的两人将患者移向床的一侧，将患者转为侧卧位，在患者的双肩部、胸部、髂骨、膝部、小腿部及骨隆突处垫上柔软的枕头，左右做好交接（管道和体位）

续表

（3）翻身后处理

把头部垫高 20°～30°，头下垫凹形枕，使颜面部悬空，避免人工气
　道受压，患者双手可平行置于身体的两侧或头的两侧。检查管道
　通畅及保证换能器位置正确。

患者俯卧位通气体位如图所示：

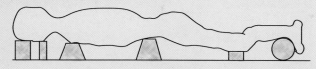

并发症	·人工气道、动静脉管道脱落，气道阻塞及各种引流管压迫、扭曲、移位、脱出等 ·颜面部水肿、皮肤黏膜压迫受损、眼部充血 ·肺尖不张 ·一过性的心律失常和血压波动 ·手臂位置不正确导致神经麻痹
结束	俯卧位结束后按照同样的操作步骤将患者恢复正常体位，并积极做好气道管理，加强气道引流。

三、重症哮喘诊治常规

支气管哮喘是一种慢性非特异性气道炎症，以气道高反应
性为特征，临床表现为发作性呼吸困难伴哮鸣音。重症哮喘表
现为气喘、咳嗽、胸闷突然加重或在原有哮喘基础上进行性加
重，患者被迫采取前弓位，呼吸频率显著增快，辅助呼吸肌活
动，三凹征明显，双肺布满响亮哮鸣音。

（一）重症哮喘的发病机制与病理

重症哮喘的发病机制尚未完全阐明，目前可概括为气道免
疫－炎症机制，神经调节机制及其相互作用（图 3－50）。支气
管哮喘的基本病理改变是黏膜炎症导致的充血、水肿，平滑肌
痉挛，且呈发作性加重，但肺组织结构基本正常，因此肺功能

改变是阻塞性通气功能障碍，且有较大可逆性，换气功能相对完善。

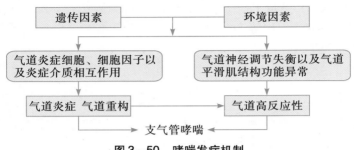

图 3-50 哮喘发病机制

（二）重症哮喘患者的呼吸力学改变原因

- 严重气流阻塞
- 高水平 PEEPi
- 肺过度充气
- 气道高反应性
- 气道阻塞进展迅速

（三）重症哮喘患者机械通气目的和应用指征

1. 重症哮喘患者机械通气目的

- 改善呼吸衰竭
- 缓解呼吸肌疲劳
- 为药物治疗提供时机

2. 重症哮喘患者机械通气应用指征

- 绝对指征：心跳、呼吸骤停
- 相对指征：经积极药物治疗仍加重、进展至严重状态

（四）重症哮喘的机械通气策略（表 3-10）

重症哮喘的病情变化急骤，气管插管指征不宜掌握过严，避免在严重低氧时气管插管（$PaO_2/FiO_2 < 150mmHg$）。由于重症哮喘气道阻力显著增大，较正常时升高 5~10 倍。哮喘引起

的气流受限，影响通气的功能，造成呼吸驱动的增强。早期每分通气量会升高，$PaCO_2$ 下降，但由于气流的持续受限或呼吸驱动的衰竭，造成 $PaCO_2$ 转为正常继而升高，此指标是病情恶化的重要标志，因哮喘伴严重肺过度充气和高水平的 PEEPi，所以应强调肺保护性通气策略。

表 3 - 10　哮喘机械通气方案

· 在气道峰压可控的范围内，选择 VCV，否则选择 PCV。
· 呼吸频率≤8/min，潮气量 4 ~ 8ml/kg。避免患者出现呼吸频率过快，如果呼吸机不能达到患者的需求，可考虑镇静药和肌松剂。
· PEEP 设定在 0 ~ 5cmH₂O，且保持平台压 <30cmH₂O。
· 峰流速：保证一定的吸气时间，通常 60 ~ 80L/min。
· 维持 PaO_2 在 60 ~ 100mmHg，首先用 FiO_2 保证氧合。
· 定期监测患者呼吸音及呼吸机参数防止气压伤的出现。

1. 低通气量通气

为减轻气压伤和机械通气对循环功能的抑制，在保证适当氧合的基础上，强调符合患者生理的通气条件。采取低通气（6 ~ 8ml/kg）、低呼吸频率（< 10 ~ 12/min）可以降低内源性 PEEP，适当增大吸气流量和缩短吸气时间，控制 PEEP 水平（< 3 ~ 5cmH₂O），在重症哮喘中高的 PEEP 并不能明显改善氧合，积极有效治疗原发病才是首要选择，必要时可通过镇痛镇静缓解患者的呼吸肌疲劳。

2. 允许性高碳酸血症

允许性高碳酸血症是低通气量通气的必然结果。维持正常动脉血气与限制肺过度充气常常不能兼得，为减少气压伤及对循环功能的抑制作用，可以允许 $PaCO_2$ 逐渐升高，pH 适度下降（不低于 7.20）。为了防止酸中毒导致激素与解痉药物的敏感性下降，应尽量维持 pH >7.3。

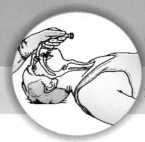

第四章

机械通气的撤离及肺康复

第一节　机械通气的撤离

一、MIP 和 MEP 的临床意义及测量方法

对于要脱离呼吸机的患者，其中一个主要的判定因素为患者的呼吸肌力，呼吸肌力下降直接影响患者预后，所以临床对于呼吸肌力的测量就显得尤为重要。临床常用的两个评定指标——口腔最大吸气压（MIP 或 PI_{MAX}）和最大呼气压（MEP 或 PE_{MAX}），是目前评价呼吸肌功能的非创伤性指标之一，用来测量呼吸肌的收缩力。MIP 反映膈肌和其他吸气肌的肌力，而MEP 反映腹肌和其他呼气肌的肌力。

1. 最大吸气压（maximum inspiratory pressure，MIP）

MIP 是指在功能残气位、气流阻断的情况下，嘱患者最大努力吸气产生的最大吸气口腔压，反映吸气肌的总体力量。

机械通气患者检测方法：断开呼吸机，将测量仪与患者气管插管口连接，让患者先自主呼吸，但是在测量时只允许呼气，吸气时则阻断气道。嘱患者在吸气末最大努力吸气，持续 1.5~3s。因 MIP 测量受患者的吸气努力程度和操作人员的影响，容易产生误差，所以在临床可多次测量，但是测量期间一定要让患者休息，不能持续测量（图 4-1）。

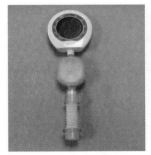
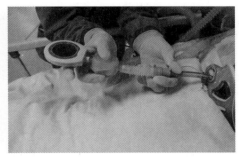

图 4-1　临床 MIP 常用测量方法

对于非机械通气患者 MIP 正常值在功能残气位时，男性约为 -125cmH$_2$O，女性 -90cmH$_2$O。MIP < 正常预计值 30% 时，易出现呼吸衰竭。对于机械通气患者 MIP 的绝对值 >30cmH$_2$O，则提示脱离呼吸机的成功率高，当 MIP 的绝对值 <20cmH$_2$O 时，则预示着脱机困难。

2. **最大呼气压**（maximum expiratory pressure，MEP）

MEP 是指在肺总量位（TLC）、气道阻断的情况下，最大努力呼气产生的最大口腔压，可用于评价患者的咳嗽及咳痰能力。

其测量方法与 MIP 的测量方法相似，主要区别在于：断开患者呼吸机后，嘱患者最大吸气然后阻断其气道，最大努力呼气，持续 1~2s。非机械通气患者 MEP 正常值在肺总量时，男性约为230cmH$_2$O，女性190cmH$_2$O。当 MEP < 40cmH$_2$O 时，表示呼吸肌力严重损害。

3. 临床意义

· 评估已知的呼吸肌无力患者肌力是否改善

· 临床 MIP 可作为 COPD 呼吸衰竭患者是否进行机械通气以及能否脱离呼吸机的一项重要参考指标。

· MIP 和 MEP 均明显下降时，考虑有膈肌疲劳，多见于重度 COPD 及神经肌肉疾病患者。

· 呼吸肌功能测定可作为评价呼吸肌锻炼以及药物治疗对呼吸肌功能影响的客观指标。

二、气囊上滞留物的清除及操作流程

气囊上滞留物又称声门下分泌物，指建立人工气道的患者，口咽部的分泌物及反流的胃内容物积聚于气囊上、声门下区域，形成气囊上滞留物。口咽部细菌定植和误吸是发生 VAP 的重要原因。气囊上滞留物与 VAP 发生有着一定的相关性，因此，定时清除气囊上滞留物是临床降低 VAP 的一种有效手段。临床上常用声门下吸引和气流冲击法清除。

（一）声门下滞留物吸引（SSD）导管

应用带声门下吸引装置的气囊套管，可以通过负压吸引或注射器直接吸出积聚在气囊上方的分泌物，临床操作方便、快捷。特别是机械通气时间 > 72h 的机械通气患者，能够显著降低 VAP 的发生率。目前多项 VAP 预防指南已推荐机械通气时间大于 72h 的患者使用 SSD 预防 VAP。临床上有持续声门下分泌物吸引和间歇声门下吸引（表 4 - 1）。

使用 SSD 时，一定要注意负压的吸引强度。持续声门下吸引压力一般为 - 20mmHg，间断声门下吸引压力为 - 100 ~

–150mmHg，切不可太大亦不可太小，造成气管黏膜损伤。

SSD 在使用过程中有一定的弊端：

·使用不当可造成气管黏膜损伤，特别是临床持续 SSD。

·SSD 的引流导管较细，容易发生阻塞，使引流效果不好。临床可选择用生理盐水间断冲洗引流管，但这样容易将气囊上滞留物冲洗至下呼吸道，造成下呼吸道感染，建议推注空气排出阻塞。

·带 SSD 的气管导管较普通导管昂贵。

表 4 - 1 持续声门下吸引与间歇声门下吸引的区别

	持续声门下吸引	间歇声门下吸引
方法	将痰液引流管与负压吸引装置连接，用恒定的负压持续吸引	将痰液引流管与负压吸引装置连接，用恒定负压间歇吸引或用注射器间歇抽吸
优点	防止气囊上方分泌物的留滞	间断吸引可缓解负压对黏膜的损伤
缺点	黏膜干燥、易出血、影响局部血供	不能保证吸引量，而且容易堵管

（二）气流冲击法清除

1. 原　理

当气囊完全充气时，患者的通气只能通过气管插管完成。若将气囊完全放气，呼气的气流除了从导管内呼出外，还可以从气囊周围呼出，此时积聚在气囊上方的分泌物可被呼出的气流冲出至口腔内。但对于一些分泌物黏稠的患者呼出潮气量不足以将所有的分泌物冲出，可流入下呼吸道，造成感染。气囊上分泌物清除法需要两人配合，第一人用简易呼吸气囊连接气管插管给予患者通气，当挤压简易呼吸气囊与患者呼吸同步后数口令 1、2、3，在第二次呼气末第三次吸气初完全挤压简易呼吸器给予一股较大气流，另一人在第一人接简易呼吸气囊的同时把注射器与指示气囊连接，在听到第一人"3"的口令时快速抽空气囊后立即将气囊充气，两股气流相冲共同形成一股向外的合流，增大冲出气流的流速，从而将气囊上滞留物冲出，此时用吸痰管将口腔分泌物吸出。若未及时吸出口腔分泌物，分泌物将重新流入气道，因此在送气末应立即将气囊充气防止分泌物重新流入下呼吸道。

2. 适应证及禁忌证

适应证：经口或经鼻气管插管、气管切开的患者

相对禁忌证：肺大泡、气胸、ARDS（高 PEEP）患者

3. 操作前准备

（1）用物准备：简易呼吸气囊（注意检查功能及密闭性）10ml 注射器、吸痰管、测压表。

（2）操作前 30min 停鼻饲。

（3）患者取平卧位或头低脚高位。

（4）充分吸引气管内及口鼻腔分泌物。

操作流程▶

· 两人配合，一人将简易呼吸器与患者气管插管相连。

· 在患者第二次呼气末第三次吸气初用力挤压简易呼吸气囊。

· 同时另一人将气囊完全放气，并在简易呼吸器送气末快速给气囊充气。

· 吸引口鼻腔内的气囊上分泌物。

· 将患者体位恢复至半卧位，测量并维持气囊压力 25 ~ 30cmH$_2$O。

· 具体操作流程见图 4 - 2。

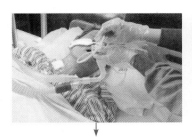

①充分吸引气管及口鼻腔内分泌物

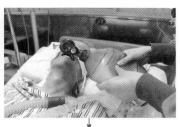

②将简易呼吸气囊与气管导管连接，患者呼吸与简易呼吸器同步

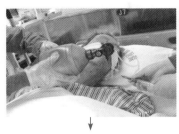

③患者吸气末呼气初挤压简易呼吸器，同时助手放气囊在呼气末充气囊后再次吸引口鼻腔的分泌物

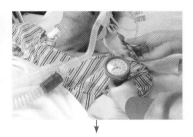

④操作完毕后，用气囊压力表调节压力至正常范围

图4-2　临床气囊上分泌物清除的操作方法

三、气囊漏气试验操作流程

1. 定 义

气囊漏气试验（cuff leak test，CLT）主要是比较排空气管插管气囊前后的潮气量变化，来协助评估患者拔管后是否有上呼吸道阻塞的问题。为机械通气患者拔管前进行气囊漏气试验可有效降低患者的拔管风险，若漏气试验结果为阳性，则提示患者可能存在上气道狭窄，应立即寻找导致上气道狭窄的原因，积极采取措施降低拔管后再插管的风险。

2. 气囊漏气试验原理

气囊漏气试验原理见图4-3。

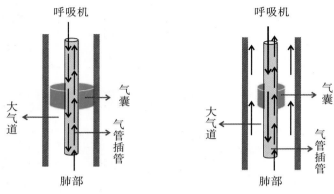

图4-3　气囊漏气试验原理示意图

3. 操作前准备

用物准备：简易呼吸气囊、10ml注射器、吸痰器、测压表。

患者准备：充分清除口鼻腔及气囊上滞留物。

4. 临床操作流程

临床操作流程见图4-4。

5. 结果评判

定量评价：漏气量。

定性评价：有或无漏气声音。

气囊漏气试验阳性标准（成人）：①吸气潮气量-呼气潮气量的平均差值<110ml；②（吸气潮气量-呼气潮气量）/吸气潮气量<15%。

注意事项

操作过程中应防止误吸的风险，两名操作者需要密切配合、操作完毕后应将气囊压力调节至正常范围。在操作过程中严密监测患者的生命体征、呼吸力学及主观感受，如有不适应立即停止。

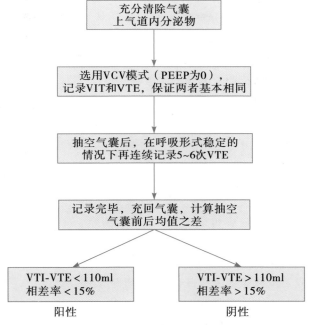

图 4-4 气囊漏气试验操作流程

四、人工气道拔出流程

1. 拔管的适应证

·患者放置人工气道的病因得到控制。

·患者应具备气道保护能力及充分的自主呼吸，不需要高水平压力支持维持正常通气。

2. 拔管前评估

（1）气管插管

·判断咳嗽能力：白卡试验（用一张白纸放在距气管插管开口 1~2cm 处；鼓励患者咳嗽，重复 3~4 次，如果分泌物喷

到卡片上即为阳性)

· 判断有无上气道梗阻：参照气囊漏气试验

（2）气管切开

· 患者的吞咽能力：将患者气管切开套管的气囊抽空，嘱咐患者吞咽少量食用色素染色的冰片或水，行气道内吸引，检查分泌物有颜色即为阳性，但也可能存在假阳性结果。

· 判断咳嗽能力：白卡试验。

3. 拔管步骤

（1）气管插管

· 准备再插管的物品、雾化器和各种减轻急性组织水肿的药物以及拔管后的氧疗装置（鼻导管、文丘里面罩、储氧面罩、NPPV）。

· 停止鼻饲至少半个小时，如果患者留置胃管，拔管前应用负压吸引将胃内容物清除。

· 充分清除气道、口鼻腔及气囊上滞留物。

· VCV 模式，抽空气囊，比较前后潮气量变化。

· 应用纯氧吸入至少 5min，以增加体内氧储备。

· 抬高患者体位至少 60°。

· 松解开气管插管固定带。

· 将吸痰管插入气管导管内。

· 放气囊，嘱患者深吸气同时边吸痰边拔出气管导管。

· 给予吸氧，鼓励患者自主咳嗽咳痰。

（2）气管切开

· 充分清除气道、口鼻腔及气囊上滞留物。

· 应用纯氧吸入至少 5min 以增加体内氧储备。

· 清洁消毒气管切开伤口周围的皮肤。

· 松解开固定带，在助手将气囊完全放气时将气管切开套管拔出。

· 在气管切开窦道口覆盖无菌、密闭的纱布。

4. 气管插管的并发症

- 咽喉肿痛或声音嘶哑
- 声门或声门下水肿时表现为喘鸣
- 气管损伤（溃疡、肉芽肿、软化或狭窄）
- 声带溃疡、肉芽肿或息肉形成
- 声带麻痹

5. 拔管后的治疗

- 肾上腺素或者地塞米松的应用可预防声门或声门下水肿。
- 声门或声门下水肿导致气道部分阻塞时，氦氧混合气体的应用有助于缓解水肿，减少呼吸做功，改善氧合。
- 如果声门或声门下水肿症状持续存在，必要时应再次插管。

附：有创机械通气患者脱机流程（图 4-5）
机械通气患者脱机评估单（表 4-2）

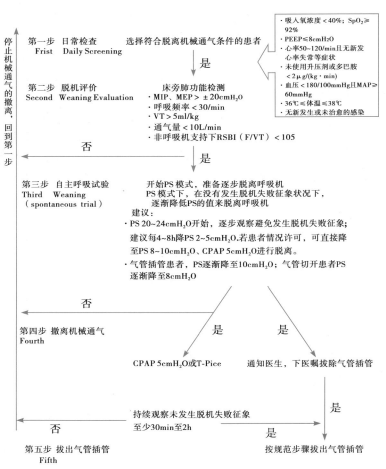

图4-5 机械通气患者脱机流程

表4-2 西安医学院第一附属医院机械通气患者脱机评估单

姓名：		性别：	年龄：	科别：	床号：		住院号：	
诊断								
	时间（年/月/日）							
筛选患者	$FiO_2 \leq 40\%$							
	$SpO_2 \geq 92\%$							
	$PEEP \leq 8cmH_2O$							
	HR 50~120/min 且无新发生的心律失常							
	没有使用升压剂或多巴胺 $\leq 2\mu g/$（kg·min）							
	$BP \leq 180/100mmHg$ 且 $MAP \geq 60mmHg$							
	36℃ ≤体温≤38℃							
	无新发生感染/既往感染治愈							
脱离参数测量	$MIP \geq \pm 20cmH_2O$							
	$RR \leq 30/min$							
	$VT \geq 5ml/kg$							
	$VE \leq 10L/min$							
	RSBI（f/VT）≤105							
脱离步骤	符合脱离条件							
	进行脱离的方法							
	呼吸机停止日期							
	拔管日期							

续表

	日期								
脱离失败危象	$SpO_2 \leqslant 90\%$ 或 5% 以上变化								
	$PaCO_2$ 升高 5mmHg								
	$pH \leqslant 7.35$								
	心率 $\geqslant 150/min$ 或 $\leqslant 50/min$								
	呼吸 $\geqslant 35/min$								
	血压 $\geqslant 200mmHg$ 或 $\leqslant 90mmHg$ 或出现 20% 以上变化								
	体温 $\geqslant 38.5℃$								
备注									
呼吸治疗师签名									
医师签名									

五、人工气道意外脱出处理流程

1. 定 义

意外拔管又称非计划拔管，是指未经医护人员同意患者自行将人工气道拔出，或其他原因（包括医务人员操作不当）造成的人工气道脱出。

2. 判 断

直接证据：气管导管直接脱出口腔或气管切开口。

间接证据：

· 导管外露增加。

· 患者经皮血氧饱和度（SpO_2）持续下降。

· 呼吸机持续高压报警：多见于导管脱出堵在呼吸道内。

3. 人工气道脱出的处理

（1）气管插管患者（图 4-6）

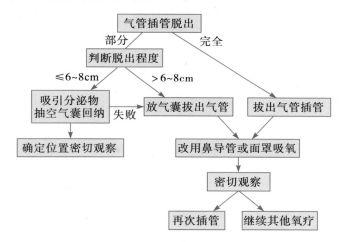

图 4-6 气管插管患者人工气道脱出处理流程

（2）气管切开患者（图 4-7）

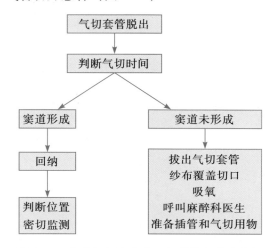

图 4-7 气管切开患者人工气道脱出处理流程

4. 人工气道脱出的预防

· 每班交接气管插管的深度。

· 对于颈部短粗者使用加长型气管套管并牢固固定。

· 对于烦躁不安者，合理使用镇静剂或给予必要的肢体约束。

· 在为患者实施各种治疗护理（翻身、拍背、吸痰等）时应专人固定套管，防止人工气道受呼吸机管道重力作用而致脱管。

· 更换固定系带时，应两人操作，一人固定套管，一人更换，并保证固定带的结节处固定良好。

六、自主呼吸试验

自主呼吸试验（SBT）是指给予有创机械通气的患者运用 T 形管或低支持水平的自主呼吸模式，来锻炼患者自主呼吸功能的常用方法。通过短时间的动态观察，以评价患者是否能耐受自主呼吸，是判断患者能否成功撤机较为可靠的手段。机械通气的最终目的是脱离呼吸机，但在部分患者中（如神经肌肉疾病的患者）需要长期依赖机械通气，因此何时撤机，撤机方法以及何时拔管显得尤为重要。AARC 循证医学呼吸机撤离指南见表 4 - 3。

表 4 - 3　AARC 循证医学呼吸机撤离指南

· 对于机械通气支持大于 24h 的患者，需要寻找所有导致呼吸机依赖的原因，各种呼吸性和非呼吸性因素都可能成为呼吸机撤离过程中需要处理的问题。
· 因呼吸衰竭接受机械通气的患者，在满足以下条件时均需进行正式的撤机评估：导致呼吸衰竭的原因已经好转，充分的氧合和适当的 pH，血流动力学稳定，有能力进行自主呼吸。
· 因呼吸衰竭进行机械通气的患者应在自主呼吸模式下进行正式的撤机评估，而不是在辅助/控制通气时。
· 患者在拔除人工气道前需评估患者的气道通畅度和气道保护能力。

续表

> · 呼吸衰竭进行机械通气的患者 SBT 失败时，需要寻找失败的原因。当导致失败的原因纠正后，随后的 SBT 需与前次间隔 24h，重复进行直至撤机。
> · 呼吸衰竭进行机械通气的患者 SBT 失败后，需要给予稳定、充分、舒适的呼吸机支持。
> · 手术后患者呼吸机管理和麻醉/镇静策略的目标是早期拔管。
> · 提倡在 ICU 制定并实施由非医师执行的协议撤机流程，以及协议镇静流程。
> · 当患者需要长期呼吸机支持，在病情稳定时要考虑气管切开术。
> · 除非有证据表明疾病不可逆（例如高位脊髓损伤、进行性肌萎缩性侧索硬化症），可考虑长期呼吸机支持；呼吸衰竭需要长期机械通气的患者不应该考虑永久呼吸机支持，尤其是撤机尝试失败小于 3 个月的患者。
> · 当病情稳定，在 ICU 尝试撤机失败的患者需要转运到能够进行成功和安全撤机的机构。
> · 长期机械通气患者撤机要缓慢，同时需要逐渐延长自主呼吸试验时间。

1. 自主呼吸试验前评估

（1）筛选患者

· 引起呼吸衰竭的原发病得到控制

· 自主呼吸的能力、咳嗽能力良好

· 血流动力学稳定性

· 氧合状态良好（氧合指数 $\geq 150 \sim 200\text{mmHg}$，$PEEP \leq 5 \sim 8\text{cmH}_2\text{O}$，$FiO_2 \leq 40\% \sim 50\%$）

· 无高热

· 无新发感染（表 4-4）

（2）SBT 前筛查试验

试验方式与 SBT 相同，主要观察 RR、VT、f/VT 变化（表 4-5）。

表4-4　SBT前呼吸机参数和基本情况筛选标准

筛选患者	$FiO_2 \leqslant 40\%$
	$SpO_2 \geqslant 92\%$
	$PEEP \leqslant 8cmH_2O$
	HR 50 ~ 120/min 且无新发的心律失常
	没有使用升压剂或多巴胺≤2μg/（kg·min）
	BP≤180/100mmHg 且 MAP≥60mmHg
	36℃≤体温≤38℃
	无新发生感染或既往感染未治愈者

表4-5　SBT前呼吸力功能筛查标准

脱离参数测量	MIP≥±20cmH_2O
	RR≤30/min
	VT≥5ml/kg
	VE≤10L/min
	RSBI（f/VT）≤105

2. 试验方法（图4-8）

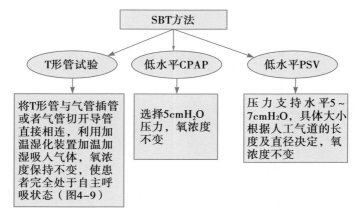

图4-8　SBT 的方法

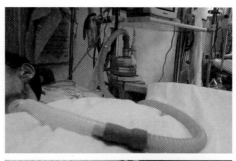

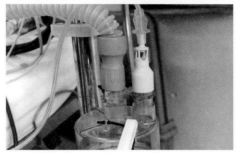

图 4 - 9　临床 T 形管连接方式

3. 试验持续时间

对于 SBT，时间通常为 30 ~ 120min，但要根据患者的实际情况，如 COPD 患者可持续 2h，心力衰竭患者持续 30min，ARDS 患者持续 30min，肺炎患者持续 30min，但在 SBT 过程中一定要注意患者的生命体征和呼吸形式的变化。

4. 试验过程评价

SBT 失败的指征（表 4 - 6）

· 肺泡气体交换功能恶化（$SpO_2 < 90\%$）

· 血流动力学状态恶化（心率 > 140/min 或升高超过 20%）

· 呼吸形态恶化（呼吸频率 > 35/min）

· 明显的精神状态恶化（焦虑，嗜睡，昏迷）

· 明显的主观感觉不适

· 出汗

· 呼吸困难，反常呼吸

表 4－6　SBT 失败标准

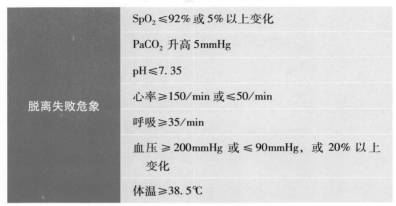

脱离失败危象	SpO$_2$≤92% 或 5% 以上变化
	PaCO$_2$ 升高 5mmHg
	pH≤7. 35
	心率≥150/min 或 ≤50/min
	呼吸≥35/min
	血压 ≥200mmHg 或 ≤90mmHg，或 20% 以上变化
	体温≥38. 5℃

5. SBT 失败的处置（图 4 - 10）

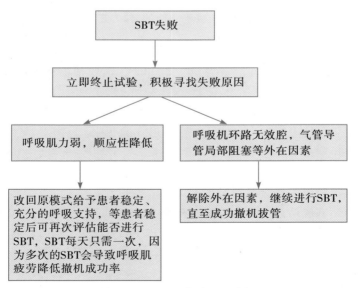

图 4－10　SBT 失败处理流程

第二节 肺康复

一、肺康复的实施

肺康复（pulmonary rehabilitation）是预防和修复慢性肺部疾病，通过多学科的协作为慢性肺部疾病的患者提高自理能力、改善生活水平。对肺储备功能下降、呼吸困难逐渐加重导致的日常生活能力受限的患者，肺康复通过多学科管理培训来提升慢性呼吸疾病患者对自身日常生活的管理和应对能力。

肺康复通常用于 COPD（慢性支气管炎和/或肺气肿）。此外，还有一些其他适应证，包括但不限于哮喘、间质性肺疾病、支气管扩张、囊性纤维化、胸壁疾病、神经肌肉紊乱、呼吸肌相关疾病、肺移植手术前后、肺容积下降或者肺癌等。

肺康复训练包括病情的评估、机能修复、技能训练和心理康复。此外，还包括职业评估、询问。肺康复过程中要针对不同患者具体安排，结合患者的年龄、文化差异、患者的预计目标以及治疗团队的目标制定一个有效的康复方案。这个过程需要患者及其家属的共同参与，医务人员的监督及指导确保康复治疗正确、安全、有效的实施。肺康复主要用于住院患者，比如医疗中心、特护中心以及康复医院；也可用于非院内治疗，比如综合门诊康复治疗机构、医生办公室、替代或其他治疗机构、患者家里等都可以进行肺康复治疗。主要内容及注意事项包括以下项目：

- 肺的解剖和生理以及患肺的病理生理
- 通过医学检验对疾病进行描述
- 支气管清理技术
- 运动训练技术：呼吸训练，耐力、力量、灵活性训练（上肢、下肢），呼吸肌训练（其效果有待商榷，目前没有证据表明增加上下肢的运动强度有助于改善呼吸功能）等，但有效的能量储存对患者每日的活动能力有益。

·注意非处方药物的适应证、副作用，比如维生素和中草药。

·自我管理能力：自我管理能力包括自我评估和症状管理。在肺康复期间要尽量控制，避免感染，早期干预，环境控制等。并根据患者的具体情况和适应证寻找医疗资源和解决方法。

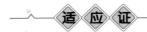

肺康复的适应证主要针对有潜在呼吸肌损害的患者，呼吸肌损害的具体表现形式如下：

·在休息或者运动时有呼吸困难症状

·有低氧血症、高碳酸血症

·运动耐量下降或者日常生活能力下降

·长期呼吸困难的患者突然呼吸状况恶化，并且稳定期呼吸耐受度降低

·需要手术介入（肺切除前后、肺移植、肺容积下降）

·慢性呼吸衰竭需要机械通气者

·呼吸机依赖者

·有增加危重症护理、急诊入院或有计划外入院风险的患者

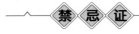

患者的初步评估应该建立在自愿参与的基础之上，评估结果和影响因素可能会影响康复训练的最终结果。

肺康复的潜在禁忌证有缺血性心肌病、急性肺源性心脏病、严重肺动脉高压、严重的肝脏功能障碍、转移癌、肾衰竭、严重的认知障碍、精神疾病导致的记忆障碍。是否可以进行肺康复取决于个体的具体情况。

肺康复的身体限制：包括严重的视力障碍、听力损害、语

言障碍、肢体障碍等。此类患者应该适当地改变康复计划，而不应该限制患者的参与权。

二、肺康复的评估

应全面评估患者身体状况，包括病史、体格检查、胸部 X 线、肺功能、呼吸困难分级、运动实验、夜间呼吸评定、支气管分泌物清除能力评定、心电图、必要时的动脉血气分析、痰液检查、电解质和血常规检查。临床疾病或症状，包括心脏病、高血压、胃肠道疾病、癌症、脑血管意外或其他器质性脑病、心力衰竭、严重呼吸衰竭、严重关节炎等，可限制患者活动使其难以从肺康复中获益。也包括影响肺康复效果的其他因素评价：如年龄、智力、职业、受教育水平、良好的家庭支持和帮助、个人参加肺康复的强烈愿望及心理评定。肺康复结果的评估也可以通过运动耐量和肌肉功能 6min 步行试验等进行评估。

1. 6min 步行试验（6MWD）

即在 6min 内步行尽可能远的距离，速度由受试者自己控制，中途可以放慢速度或停下休息，这种由受试者自己控制速度的试验更符合日常活动的情况。6MWD 通过测量患者在平地快走 6min 的距离来评估其全身各系统的功能以及协调情况，包括肺、心脏、体循环、外周循环、血液、神经肌肉单元和肌肉代谢等。6MWD 广泛应用于临床上中重度心脏或肺脏疾病患者运动耐力的评价、治疗反应监测、病情发展评估以及预测发病率和病死率。6MWD 增加 50m 提示步行能力明显提高。每年 6MWD 变化是提示疾病进展的有效指标，低于 350m 提示心肺疾病的病死率增加。

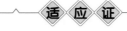

适 应 证

肺移植术、肺切除术、肺减容术、肺康复治疗、COPD、肺动脉高压、心力衰竭、囊性肺纤维化、外周血管病、纤维性肌痛、老年患者。

禁 忌 证

绝对禁忌证
· 最近数月不稳定型心绞痛或急性心肌梗死。

相对禁忌证
· 静息心率 >120/min
· 收缩压 >180mmHg，舒张压 >100mmHg
· 未吸氧状态下，静息 SpO_2 <88%
· 活动受限，如关节炎等
· 精神、神经疾病患者
· 恶性心律失常者
· 稳定型劳力性心绞痛虽然不是 6MWD 的绝对禁忌证，但在试验前应使用抗心绞痛药物，并备好硝酸酯类药物以及 6 个月内静息状态下超声心动图结果。

2. **6MWD 分级**
· 轻度 6MWD≥350m
· 中度 250m≤6MWD≤349m
· 重度 150m≤6MWD≤249m
· 极重度 6MWD≤149m

3. **试验程序**

（1）场地准备：长 30m 的走廊，每 3m 作一个标记，并在折返点上放置路标。在地上用色彩鲜艳的条带标出起点线，起点代表起始点，也代表往返一次的终点。

（2）物品准备：抢救备用药品包括氧气、硝酸甘油、阿司匹林和定量吸入沙丁胺醇、简易呼吸气囊、除颤仪；操作用品包括秒表、椅子、轮椅、血压计、脉氧仪。

（3）患者准备：穿着舒适，穿适于行走的鞋、可携带日常步行辅助工具（如手杖）、患者应继续服用平时使用的药物、实验开始前 2h 内应避免剧烈活动。

（4）操作步骤：①患者在试验前 10min 到达试验地点，于起点附近放置椅子，让患者就座休息。核实患者基本信息，明确有无禁忌证，测量血压、脉搏、血氧饱和度并记录；②让患者站立，应用 Borg 评分对其基础状态下的呼吸困难情况评估；③指导患者正确的步行方式，不能奔跑、并适当鼓励患者，语调平和，如患者感觉不适或操作者认为不宜再继续进行测试，将轮椅推至患者面前，让其就座，终止步行试验并记录原因；④试验结束后记录患者行走之后的 Borg 呼吸困难等级及疲劳程度评分（表 4-7），并询问患者有无不适感，在记录表上记录患者的血压、脉搏及血氧饱和度（表 4-8）。

4. 结果判定

目前无理想的正常参考值，不同研究结果不同，建议健康者为 400～700m，个体患者治疗后提高 70m 以上才有显著意义。6min 步行距离长短无特异性和诊断意义，但其下降应全面查找功能损害的原因。

临床研究预计正常数值如下：

男性：6MWD = ［7.57×高（cm）］－（5.02×年龄）－［1.76×体重（kg）］－309

女性：6MWD = ［2.11×高（cm）］－（5.78×年龄）－［2.29×体重（kg）］＋667

注意事项

· 将抢救物品放置于合适位置，且受试者出现以下情况应终止实验：胸痛不能耐受和喘憋、步态不稳、大汗、面色苍白。

· 测试前不能进行热身运动，测试时操作者要注意力集中，不能数错患者的折返次数。

· 如果同一患者一天进行两次测试，两次测试间隔至少是 2h。同一天，患者最好不要进行 3 次测试。

· 患者测试之前饮食一定要清淡，在测试开始前至少要休息 20min，患者在测试当天应继续服用平时使用药物。

表4－7　Borg评分等级

0	一点也不
0.5	非常、非常轻微、几乎没有察觉
1	非常轻微
2	轻度
3	中度
4	有一些严重
5	严重
6	
7	非常严重
8	
9	
10	非常、非常严重（最大程度）

表4－8　6min步行试验记录表　　　　　　日期

姓名		年龄		性别		住院号	
身高		体重		诊断			
时间							
时间		试验前			试验后		
心率（/min）							
血压（mmHg）							
血氧饱和度（%）							
Borg评分							
中途停止		有/无（　　）请注明原因					
并发症		有/无（　　）请注明症状					
结果分析							

三、肺康复需要注意的问题

1. 肺康复所需的条件

（1）物资：首先是人员，包括呼吸治疗师、有注册认证资格的护士、理疗师、药剂师、营养师、职能治疗师、社会工作者、运动生理学家、牧师、语言治疗师以及心理治疗师等。以上所有人员必须具备基本的生命支持能力，如果可能，最好掌握高级生命支持。肺康复团队对学科贡献的影响范围大小与其可得到的回报跟人员的构建组成有很大关系。

（2）物质设施：肺康复的治疗区域可以根据活动内容、患者需求和资源做出相应调整。康复区域要提供适当的环境和足够的空间、没有障碍、光照充足、温度适宜、空间舒适，一定要建有残疾人通道，方便残障人士。

（3）医学方面：必须有一个具备执业医师资格的医生并掌握肺康复、肺功能、运动评估等知识。项目指导/执行员要具备有关健康知识以及照顾慢性肺疾病的临床经验和专业背景，还要具有肺康复的理念和目标，以及管理、实施、教育、训练和报销等相关知识储备。

（4）每个成员都应该具备良好的专业素质，良好的沟通和协调能力，良好的知识储备及专业技能，才能更好地为整个团队服务。每一个成员都应该在自己的工作领域取得相关的资格认证以确保更好地为患者服务，提供恰当的干预，监督患者的预后。团队人员必须得到相关部门的认证并取得相关资格。提供给患者的相关信息必须具备循证医学认证，团队的每个成员必须对相关学科有所涉猎。

（5）患者教育材料：包括练习册和录像、肺模型和骨骼模型、解剖海报、训练设备、听诊器、手动血压计、指脉氧、补充氧源、实验室动脉血气分析仪、秒表、目标功率自行车或者电动跑步机、弹性带。患者自己的设备，比如定量吸入器和家用雾化器、紧急预案和物资、运动心电监护，此外还应具备除颤仪和救护车、呼吸训练器、最大流量监测仪等。

2. 肺康复的监测

（1）肺康复的频率：肺康复锻炼患者的信息应该系统记录以确保患者的所有问题都可以解决。要反复核对患者的信息以确保准确无误。患者的材料应尽可能易于阅读，训练计划可以根据预算、设施和患者需求进行调整，肺康复训练要达到 6 周以上，每周至少 12h，具体时间受个体支配。鼓励患者长期进行运动训练以保持训练成果。

（2）患者监测：应监测基线数据和相应的时间间隔后数据，以确保结果的有效性并适当进行干预。监测患者静息和运动状态下的氧合需求。

（3）知识和技能监测：利用调查问卷来记录患者的病情变化，患者的主观评价、目标实现、以基线为准进行评估。

（4）患者临床监测：患者的面色、生命体征、必要时可进行心脏遥测技术、自觉用力呼吸困难评估（如 Borg 呼吸量表）及血氧饱和度监测等。

（5）感染控制：治疗团队的成员、管理者和医生应该熟悉"隔离预防措施指南"，应严格执行其标准预防措施。治疗管理员和医疗管理员应该积极沟通，并与相关的感染控制机构及个人健康服务中心密切合作，严格遵守国家的免疫暴露后预防和社区工作相关疾病的暴露。要尽量避免患者在社区感染流感和肺炎链球菌肺炎等高发的呼吸道感染病症，社区工作者要接种流感疫苗，有呼吸道感染相关人员要避免和其他患者接触。

3. 肺康复的危害和并发症

肺康复的危害/并发症主要取决于运动项目。在运动期间机体对心血管系统及呼吸系统的能量需求更高，运动可能会导致肌肉及韧带损伤等。

4. 肺康复的局限性

（1）患者因素：患者可能处于疾病的进展期，不可能恢复，由于其复杂的流程导致患者无法完成或不能坚持完成，或者由于沮丧、绝望、抑郁、缺乏动力等导致患者失去信心，患者及家属不愿意改变目前的治疗计划、用药及进行新的治疗方案。还包括交通限制、财政问题，或者由于疾病严重恶化导致无法继续进行。

（2）医疗体制的限制、第三方报销问题。

（3）评估：一旦患者的肺部条件达到康复标准则必须在医师的指导下进行康复训练，要有一定规模的康复团队对患者的现状进行评估，使用医疗资源评估等（如住院、急诊或门诊）。

第三节　肺清理技术

肺清理技术就是利用重力和震动使肺部的黏液松弛以达到清理的目的。这种治疗技术对因黏液堆积导致肺部疾病的患者具有重建肺组织的重要意义。康复治疗师将会给患者制定一个合适的治疗方案，并建议其肺的哪个部位需要进行清理，此技术包括体位引流、胸部震动（人工或者机械）、控制性咳嗽等。治疗时间应控制在 30min 内，如果出现不受控制的咳嗽则需要立即停止，当咳嗽在可控范围内时可以重新开始。如果出现头晕、乏力、全身出汗、恶心、呼吸急促或者感到疼痛应立即停止。此治疗手段并非适用于所有患者，应该视患者的具体情况而定。此外，患者要积极地寻找适合自己的治疗方法。如果有疑问，要尽快和治疗师沟通协调。

一、体位引流

利用重力调整患者体位，使各肺叶或肺段分泌物流入大气道内，借助于咳嗽排出体外，因而又称重力引流。基本原则是使病变部位处于高位，引流支气管的开口方向朝下，以促进分泌物的引流，改善动脉血氧合，缓解呼吸困难。

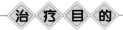

·利用重力作用引流肺内分泌物到达主气道继而排出体外；

· 提高氧合水平

· 改善呼吸肌力和效力产生咳嗽反射

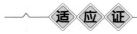

· 适用于肺脓肿、支气管扩张等有大量痰液排出不畅者

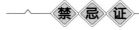

· 高龄、体弱伴严重呼吸困难者、两周内有咯血、急性心肌梗死、脑出血、肺动脉栓塞、冠心病、活动性肺结核、胸肋骨骨折、气胸、严重心力衰竭、严重心律失常、严重高血压及血栓性静脉炎者不宜做体位引流

注意事项

· 餐前或在餐后2h进行，以避免发生呕吐。

· 根据临床情况，每天操作2~6次。

· 每次引流位置保持不应少于15min（5min保持重力引流位、5min拍背或震颤、5min咳痰，直到将分泌物排出）。

· 引流过程中应注意观察患者病情变化。

1. 体位引流的姿势

· 仰卧位：平躺于床上，不使用枕头，双手置于两侧，可在膝盖下放一个枕头取舒适体位，保持5~10min（图4-11a）。

· 俯卧位：头朝下，头趴在胳膊上，保持5~10min（图4-11b）。

· 左侧卧位：用枕头支持头部，保持5~10min；在上背放置一个枕头，转动肩膀置于枕头上，保持5~10min；放置一个枕头于胸部，向前旋转，直到胸膛靠在枕头上，保持5~10min（图4-11c）。

· 右侧卧位：将枕头置于上述位置，重复训练右侧（图4-11d）。

·平躺：用枕头支撑患者头部，将枕头置于患者臀部和踝部，使头部略低于患者臀部，保持5～10min（图4-11e）。

·复合体位：患者需要在别人的帮助下才能完成这种体位，不能让患者独自去完成此动作。趴在床上、脚凳或者长椅上，将臀部置于边缘，弯腰使患者身体悬于边缘，将手臂置于地板上，手掌放在额头。放置枕头于地板上保护支撑患者手臂，保持5～10min。如果患者不能耐受这个体位，可以用（图4-11f）中的方法代替。

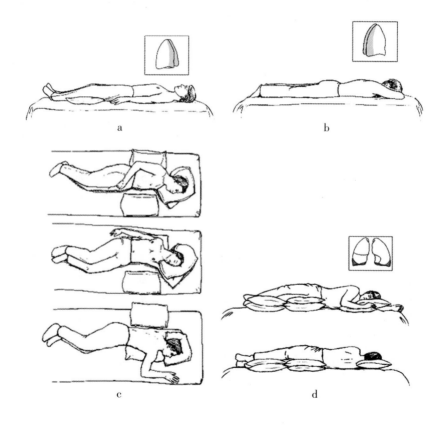

a

b

c

d

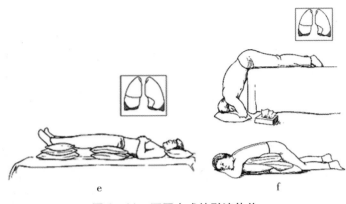

图 4 - 11　不同方式的引流体位

二、胸部物理治疗与呼吸训练器的使用

(一) 胸部物理治疗

通过叩击、震颤可间接使附着在肺泡周围及支气管壁的痰液松动脱出，振动肺泡、肺泡管及细支气管，促使气流进入侧支及小气道内。临床上有人工胸部叩击和机械辅助排痰。

1. **胸部叩击**

指将手指并拢，手指弯曲呈杯状，利用腕部的力量，以快速频率叩拍胸部，叩击有助于肺部痰液松动排出，叩击时将手掌握成杯状通过手掌与空气在胸壁形成震荡。为使痰液松动，将手握成杯状交替拍打胸部，叩击只限于胸部有肋骨支撑的部位。叩击手法要正确（最好避免叩击肾脏、脊柱、心脏、肩胛骨和最低两肋）。叩击时宜在餐后 2h 或餐前 30min 进行，叩击频率约为 60/min，每天 2～3 次，每侧叩击 1～5min。且在叩击时同时鼓励患者做深呼吸、咳嗽、咳痰。

2. **机械辅助排痰**

根据物理定向和叩击原理进行设计的，能同时提供两种力：一种是垂直与身体表面的垂直力，对支气管黏膜表面黏液及代谢物起松弛和液化作用；另一种是平行于身体表面的水平力，帮助支气管内已液化的黏液按照选择的方向排出体外。由于叩击与身体接触角度不同，使叩击和振动两种不同比例的结合，角度越大振动效果越好，且着力均匀，副作用少。每次治疗时间应控制在10~20min（图4-12）。机械辅助排痰与手工叩背的区别见表4-9。

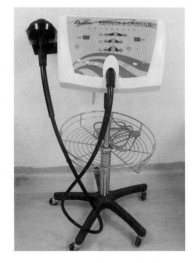

图4-12　机械震动排痰机

表4-9　振动排痰机和手工叩背区别

振动排痰机	手工叩背
低频率作用力可透过皮层、肌肉、组织传达到细小支气管	只能作用到浅表层
无须体位配合，任何体位下均可操作	需要患者体位配合
可保持恒定的节律	节律无法控制
针对不同患者、不同病情频率可调	频率没有准确标准
力量强韧、平稳、持续	力量轻重不易控制，不持久
患者易于接受	患者容易反感
操作简单省力	手法复杂费力
不会疲劳	易使操作人员疲劳
术后不易引起伤口开裂	术后易引起伤口开裂

适 应 证

痰液黏稠、不易咳出时，临床上作为治疗方法之一，振动排痰可使痰液易于咳出，利于肺炎控制，减少并发症。

禁 忌 证

- 出血部位
- 皮肤及皮下感染部位
- 肺结核、气胸、胸壁疾病
- 肺部栓塞、胸部肿瘤
- 肺出血及咯血
- 急性心梗
- 凝血机制异常的患者
- 不能耐受震动的患者

注 意 事 项

- 操作时间选择在清晨、临睡前、餐前或者餐后 1～2h，避免引起胃肠道反流。
- 操作前 15～20min 行雾化吸入治疗，治疗后要及时吸痰，避免脱落的痰栓随呼吸气流堵塞下一级支气管。
- 对于体弱及术后患者，开始采用较低的频率，建议从20Hz 开始，频率不能超过35Hz。
- 叩击锤应避开胃肠、心脏、脊柱等部位。
- 建议使用一次性叩击锤套，避免交叉感染。

（二）深呼吸训练器

一种新型恢复呼吸功能的理疗辅助用品，可以有效帮助经过胸腹部手术后呼吸受损的患者锻炼呼吸功能。通过吸入空气，肋间外肌和膈肌收缩，使胸廓的前后径和上下径都增大，胸廓扩大，肺容积增加，尽可能的膨胀扩大肺的容量，帮助恢复肺功能。其方便携带、操作简单、临床使用方便。

适 应 证

适用于胸外科手术、麻醉、机械通气、慢性疾病与长期卧床的患者。

训 练 目 的

·有利于肺膨胀、部分肺组织切除后，促进余肺扩张，减少残腔。

·使胸廓扩张，有利于肺的膨胀并促进萎缩的小肺泡在再次复张。

·胸膜腔内压力改变，肺通气增加、潮气量增加、呼吸频率减慢，减轻术后因呼吸过快所致的伤口疼痛。

·有利于气体交换和弥散，改善全身氧的供应。

使 用 说 明

呼吸训练器三球仪能帮助患者在胸部或腹部手术后恢复正常的呼吸。通过训练器上的刻度可以知道患者的恢复情况，患者在做手术前先进行测试，记录手术前能达到的平均吸气量。在术后，再次利用训练器进行恢复训练，每次训练 10～15min，每天 3～5 次。在专业人员指导下持续训练将有助于患者恢复呼吸功能。此训练器有三个容量刻度：600ml、900ml、1200ml，表示球到达顶部时相应吸气的容量。使用者如能正常操作，深呼吸训练器三球都升到顶部，表示肺活量接近正常。使用方法见表 4－10。

表4－10　深呼吸训练器的使用方法

· 取出呼吸训练器，将连接管与外壳的接口咬嘴连接、垂直摆放，患者保持正常呼吸。

· 含住咬嘴吸气，以深长均匀的吸气流速使浮球保持升起状态，并尽可能长时间保持。

· 移开呼吸训练器呼气，不断重复复第2、第3步进行呼吸训练，10～15min后，正常呼吸休息。

· 呼吸训练器每个浮球柱上标示的数值表示使浮球上升所需要的吸气流速，如600ml表示使此浮球上升的吸气流速为600ml/s，当吸气流速达到900ml/s时，1、2浮球上升，当第三个浮球上升至顶部时，即达到最高吸气流速1200ml/s。

· 上升浮球最大流速值与持续时间的乘积代表深吸气量。

计算公式：深吸气量（ml）＝上升浮球显示最大显示值（ml/s）×持续时间。

· 每次使用后，将呼吸训练器的咬嘴用水清洗、晾干、放回袋中备用（图4－13）。

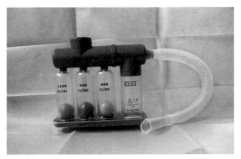

图4－13　深呼吸训练器

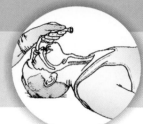

第五章

呼吸机相关设备的维护及 VAP 的诊断与预防

一、呼吸机相关设备的维护与保养

（一）清洗消毒原则

美国呼吸治疗学会（AARC）、美国疾病预防控制中心（CDC）以及美国胸科协会（ATS）均不推荐单纯以控制感染为目的周期性的更换管路，当可视分泌物污染时需更换，若未被污染则需终末消毒，对于长期带机患者，使用一个月后给予更换。

·呼吸机外置管路及附件应达到一人一用消毒。特殊感染患者使用过的呼吸机管路（包括结核、HIV 感染者、梅毒、乙肝以及 MRSA/ESBL 等耐药菌菌群感染等）应先单独进行预消毒，清洗设备区分使用。如临床怀疑使用呼吸机患者的感染与呼吸机管路相关时，应及时更换清洗、消毒外置管路及附件，必要时对呼吸机进行消毒。

·应在专门的清洗消毒间进行，房间需清洁、干燥、通风良好。

·对呼吸机进行清洗消毒时应穿戴防护用品（工作服、口罩、帽子、手套），保证环境安全，加强自我防护意识。

·清洗前应尽可能将连接部分彻底拆卸，拆除后立即清洗消毒。

·呼吸机各零部件消毒后，应干燥后才可保存备用，备用时间不能超过一周。装入清洁的口袋内保存，并注明有效日期。

·消毒处理过程中应避免物品再次污染。使用化学消毒剂消毒后的呼吸机管路应用无菌蒸馏水彻底清洗。

（二）呼吸机管路的消毒

管路的消毒过程包括清洁与消毒两步：首先用冲洗的方法去除尽可能多的微生物再用化学消毒或热力消毒的方法去除剩余的微生物。

1. 管路的清洁

呼吸机管路在消毒前应将各种连接部件断开，用清水彻底冲洗，尤其是接触患者的呼出气体部分，将痰痂、血渍和其他残留物彻底清除干净，然后消毒。

2. 管路常用的消毒方法

包括药物浸泡消毒法、气体熏蒸法和热力消毒法三种。但不管选择哪种消毒方法，均应建立质量控制机制，定期检测消毒管路质量，保证消毒效果（表5－1）。

表5－1　呼吸机管路消毒方法比较

	化学消毒法	气体熏蒸法	热力消毒法
特点	化学试剂浸泡	气体熏蒸消毒	高温蒸汽消毒
优点	方法简单	广谱	操作简单、规范
	可操作性强	无腐蚀无破坏	消毒效果佳
	廉价	安全可靠	减少人员的伤害
缺点	对管路有损坏	易燃易爆	需专门设备
	有一定的刺激	需一周挥发时间	
	影响因素多	有一定副作用	

	化学消毒法	气体熏蒸法	热力消毒法
所需试剂或设备	戊二醛溶液 0.5%过氧乙酸溶液 含氯消毒剂	环氧乙烷气体	全自动清洗机 高温高压消毒法

呼吸机管路的消毒应根据各医院的具体情况选择，当选择化学消毒法时一定要晾干后封存，因为潮湿的环境容易滋生革兰阴性菌。

3. 手工清洗方法

·清洗前应仔细检查管道内有无痰痂、血渍、油污及其他污渍，先浸泡清洗。

·浸泡在 1000mg/L 的有效氯溶液内，管路不应打折，将管道卷成大圈完全浸泡在消毒液内，避免交叉和缠绕。物品空腔内不应有气泡存在并加盖浸泡，积水罐充分浸泡 30min。

·消毒后应用蒸馏水彻底清洗、干燥。螺纹管在包装前不能有肉眼可见的滴液现象。

4. 传感器的消毒

各种内置式流量、压力传感器需由厂家工程师定期清洁，医务工作者必须根据说明书对外置流量传感器进行清洁。

酒精消毒：Drager 呼吸机呼气端的流量传感器可放置在 75% 的酒精中浸泡 15～30min，晾干后再使用。切不可用水冲洗，以免损害金属丝。T-Bird 呼吸机呼气端流量传感器消毒亦可使用此方法。

高压蒸汽消毒：可用于氧传感器接头，在不超过 135℃ 时重复高压消毒。

注 意 事 项

· 不建议使用甲醛、酚类及季胺类化合物消毒剂，因为这些消毒剂会造成物体表面裂痕并腐蚀塑料部件。溶液浓度过高或浸泡时间过长会缩短产品寿命。

· 不能将呼气和吸气过滤器用环氧乙烷气体消毒。

· 一次性流量传感器避免消毒后重复使用。

(三) 呼吸机的管理

呼吸机是最常用的急救和生命支持设备，在重症医学科、急救中心等科室有着不可忽视的作用。临床应用也越来越多，但同时带来的相关故障问题也越来越多。如何让呼吸机时刻处于良好的状态跟临床中的管理与维护有直接关系。只有管理和维护好呼吸机，才能让其发挥最大作用，提高使用率及经济效益，降低故障率，减少临床中使用的风险。建议对使用中的呼吸机每天消毒，备用的呼吸机每周消毒、清洁一次。

二、VAP 的诊断与预防

机械通气是抢救和治疗各种原因所致的呼吸功能障碍最为有效的方法。然而人工气道的建立破坏了人体呼吸道正常的生理功能和防御屏障，使患者发生呼吸机相关性肺炎的概率增加。呼吸机相关性肺炎 (ventilator associated pneumonia，VAP) 是在接受机械通气患者中发生的医院获得性感染。VAP 可使机械通气患者住院时间和 ICU 留治时间延长，抗菌药物使用增加，导致重症患者病死率增加，严重影响重症患者的预后。

(一) 定 义

VAP 是指气管插管或气管切开患者在接受机械通气 48h 之后或在拔管 48h 内出现的新的肺实质性感染。临床上根据机械通气时间分为早发型 VAP 和晚发型 VAP (表 5 - 2)。

表 5 - 2　VAP 临床分型

	早发型	晚发型
发病时间	机械通气时间≤4d	机械通气时间≥5d
致病菌	甲氧西林敏感的金黄色葡萄球菌、肺炎链球菌等对大部分抗菌药敏感的病原菌	铜绿假单胞菌、鲍曼不动杆菌、耐甲氧西林金黄色葡萄球菌等多重耐药菌或泛耐药菌

（二）诊　断

根据现有的研究证据，VAP 的诊断主要依据临床表现、影像学改变和病原学诊断。近年来，一些与感染相关的生物标志物可提高临床对感染的识别，对 VAP 的诊断意义值得关注。临床肺部感染评分（CPIS）可行性好，能对 VAP 的诊断量化，有助于临床诊断 VAP。

1. 临床诊断

（1）胸部 X 线影像表现新发生或进展性浸润阴影是 VAP 的常见表现。

（2）同时满足下述至少 2 项可考虑诊断 VAP：

①体温 >38℃ 或 <36℃。

②外周血白细胞计数 $>10 \times 10^9$/L 或 $<4 \times 10^9$/L。

③支气管内出现脓性分泌物，需除外肺气肿、急性呼吸窘迫综合征、肺结核、肺栓塞等疾病。

2. 微生物学诊断

（1）标本的留取

VAP 的临床表现缺乏特异性，早期获得病原学检查结果对 VAP 的诊断和治疗具有重要意义。获取病原学标本的方法分为非侵入性和侵入性，非侵入性方法一般指经气管导管内吸引（endotracheal aspiration，ETA）分泌物；侵入性方法常包括经气管镜保护性毛刷（protected specimen brush，PSB）和经气管镜支气管肺泡灌洗（bronchial-veolar lavage，BAL）获取样本。用上述方法获取的标本进行定量培养有助于病原微生物的诊断，因此建议有条件的单位应开展细菌的定量培养。ETA 留取标本的优点是取样快、操作简单且费用低，临床上较易实施，缺点是容易被上气道定植菌污染，该方法主要用于指导抗菌药物的选择及治疗过程中对病原学的动态监测。与 ETA 相比，PSB 和 BAL 留取的气道分泌物用于诊断 VAP 的准确性更高。

（2）气道分泌物涂片检查

气道分泌物定量培养需要 48 ~ 72h，耗时较长，不利于 VAP 的早期诊断与初始抗菌药物的选择。分泌物涂片检查（革兰染色法）是一种快速检测方法，可在接诊的第一时间初步区分革兰阳性菌、革兰阴性菌和真菌。

3. 感染的生物标志物

C 反应蛋白（CRP）和降钙素原（PCT）是近年来临床上常用的判断感染的生物学指标。

4. 感染和定植的鉴别分析

机械通气患者如果出现感染的临床征象（如发热、黄痰、外周血白细胞增多或减少）及肺部渗出的影像学表现，则需行微生物学检查以明确病原菌。下呼吸道分泌物定量培养结果有助于鉴别病原菌是否为致病菌，若细菌浓度低于微生物学诊断标准，仍需结合宿主因素、细菌种类和抗菌药物使用情况综合评估。

5. 血培养和胸腔积液的培养

血培养是诊断菌血症的金标准，但对 VAP 诊断的敏感性一般不超过 25%，且 ICU 患者常置入较多的导管，即使血培养阳性，细菌亦大部分来自肺外，源自肺炎的菌血症不超过 10%。胸腔积液的培养在 VAP 诊断中的研究尚少，若患者有胸腔感染的征象，则要进行诊断性胸腔穿刺，排除是否并发脓胸等。

6. 肺部感染评分（CPIS）

CPIS 有助于诊断 VAP。CPIS 评分是综合了临床、影像学和微生物学的情况，用于诊断肺炎并评估感染的严重程度。CPIS

包括：①体温；②外周血白细胞计数；③气管分泌物情况；④氧合指数（PaO_2/FiO_2）；⑤胸部线片示肺部浸润进展。

（三）预　防

1. 严格控制机械通气指征和时间

当患者必须进行机械通气时，应根据病情严重程度，尽可能使用无创通气代替有创通气，避免插管引起 VAP 的危险。在机械通气期间，应积极治疗基础原发病，实施合理抗感染治疗，每日评估患者病情，当病情稳定符合拔管条件时，应尽快拔管，缩短机械通气时间，减少感染机会。对于长期机械通气的患者，气管切开可减少无效腔、增加患者的舒适度，利于口腔护理和气道分泌物引流，可能缩短机械通气时间，但早期气管切开并不影响 VAP 的发病率。

2. 防止反流和误吸

（1）抬高床头

对机械通气的患者，在保证患者可以耐受且不影响医疗效果、不增加护理难度的条件下，抬高床头使患者保持半坐卧位，头部抬高 30°～45°，可提高氧合，减少面部水肿，减少肠内营养患者出现反流和误吸。半卧位有利于食物通过幽门进入小肠，减少胃内容物潴留，从而有效减少反流和误吸，减少 VAP 的发生，是预防 VAP 经济、有效的安全措施。临床上需为机械通气患者翻身或应用动力床治疗以改变患者体位，减少并发症降低 VAP 发生率。

（2）肠内营养

机械通气患者胃肠道常存在革兰阴性肠杆菌定植，选择经鼻肠管营养支持可降低 VAP 的发病率。对存在误吸风险高或不能耐受胃内营养的重症患者，使用胃肠减压或小肠营养管避免胃膨胀，降低误吸风险。

（3）声门下分泌物引流

上气道分泌物可聚集于气管导管气囊上方，造成局部细菌繁殖，分泌物可顺气道进入肺部，导致肺部感染。因此采用声门下分泌物引流可有效预防肺部感染。

（4）气囊压监测

气管插管的气囊是气管内导管的重要装置，可防止气道漏气、口咽部分泌物及胃内容物的反流误吸。置入气管导管后应使气囊保持一定的压力，确保其功效并减轻气道损伤。研究发现，进行每 4h 或持续的气囊压力监测并使气囊压力维持在 $25cmH_2O$，可有效降低 VAP 的病发率。因此，机械通气患者应定期监测气囊压力。

（5）气管导管（ETT）

ETT 的放置位置及其护理已被公认为是 VAP 发生中的主要独立因素。ETT 破坏了正常的喉部解剖结构，创造了细菌到达气道的直接通路，损害黏膜纤毛清除机制，并促进了 ETT 气囊上方分泌物的汇集。事实上，ETT 是导致 VAP 发生的主要原因。因此，插管的危重病患者细菌容易移位进入下呼吸道，导致肺部感染。

3. 控制外源性污染

（1）呼吸机清洁与消毒

呼吸回路污染是导致 VAP 的外源性因素之一。呼吸环路是细菌寄居的一个重要部位，环路的污染源可来源自机械通气患者呼吸道细菌的逆行扩散。机械通气患者无须定期更换呼吸回路，但是当管道破损或污染时应及时更换。呼吸机及相关装置（如呼吸管路、传感器、内部回路、机器表面等），应遵照卫生行政管理部门对医疗机构的消毒管理规定和呼吸机的说明书规范进行。所有一次性部件使用后应按照卫生部门相关规定丢弃并保证环境安全。呼吸机外置回路应达到一人一用一消毒。

（2）湿化装置

机械通气患者可采用人工鼻或含加热导丝湿化器作为湿化装置。因此，需要将呼吸机管路集水杯放在最低位，及时倾倒冷凝水，避免冷凝水反流进入患者下呼吸道，对预防 VAP 具有重要意义。机械通气患者若使用 HME，当 HME 污染后、气道阻力增加时应及时更换。提倡使用一次性负压吸引装置，重复使用的应严格消毒。使用密闭式吸痰装置，减少气道分泌物对环境污染的风险。密闭式吸痰管无须每日更换，除非破损或污染。

（3）纤维支气管镜

常用于引导气管插管、疾病的诊断和吸痰。纤维支气管镜容易致使细菌传播，严格管理内镜的消毒、灭菌和维护具有重要的临床意义。

（4）严格无菌操作和手卫生

严格手卫生、对医护人员进行宣教、加强环境卫生及保护性隔离均可在一定程度上切断外源性感染途径，降低 VAP 的发病率。

（5）口腔护理

在一定程度上破坏了机械通气患者口鼻腔对细菌的天然屏障作用，因此对机械通气患者进行严格有效的口腔卫生护理是对气道的重要保护。机械通气患者使用氯己定进行口腔护理可降低 VAP 的发病率。

4. 通气时间较长的患者推荐经口气管插管，避免鼻腔插管

鼻腔插管管径较小，不利于气道及鼻窦分泌物的引流，还会引发医院获得性鼻窦炎，而鼻窦炎与呼吸机相关性肺炎的发病有着密切关系，且经鼻气管插管患者还会出现难以解释的发热。

（四）集束化 VAP 预防方案

· 手卫生
· 抬高床头 30°~45°
· 口腔护理
· 间断镇静
· 口咽和气道管理
· 每天进行拔管评估
· 预防消化道溃疡

· 预防深静脉血栓

（五）加强教育培训

加强医务人员对 VAP 预防与控制知识的培训，强化呼吸机使用操作技术培训，提高医务人员对呼吸机的全面认识，掌握呼吸机正确使用、消毒和维护的相关技术，增强医院感染防控意识，严格手卫生、对医护人员进行宣教、加强环境卫生及保护性隔离均可在一定程度上切断外源性感染途径，降低 VAP 的发病率。

（六）早期康复治疗

康复治疗包括一般活动治疗和专业的呼吸功能康复治疗，以及电刺激等物理治疗，此外心理治疗也包含在康复治疗之内。早期康复治疗一般指机械通气 24～48h 内或急性期后开始的康复治疗，早期康复有助于患者功能状态的恢复。

（七）药物预防

①雾化吸入抗菌药物：机械通气患者不常规使用雾化吸入抗菌药物预防 VAP。

②预防机械通气患者的应激性溃疡，选用硫糖铝可降低 VAP 发生概率，但需评估消化道出血的风险。

③在营养师指导下加强营养支持，制定一套营养方案，补充含有增强免疫的食物，以增强机体免疫力。也可合理使用免疫调节剂。

④机械通气患者不应常规静脉使用抗菌药物预防 VAP，如头部外伤或创伤患者需要应用时，应考虑耐药问题。

参考文献

［1］ Dell L, et al. Endotracheal suction for adult non-head injured patients: are view of the literature. Intensive Critical Care Nursing, 1993, 94: 274 –276.

［2］ Day T, et al. Suctioning: a review of current research recommendations. Intensive and Critical Care Nursing, 2002, 182: 79 –89.

［3］ Burglass E. Tracheostomy care: tracheal suctioning and humidification. British Journal of Nursing, 1999 88: 500 –504.

［4］ Crosby L, Parsons C. Cerebrovascular response of closedhead-injured patients to astandardized endotracheal tubesuctioning and manualhyperventilation procedure. Journal of Neuroscience Nursing, 1992, 241: 40 –49.

［5］ Blackwood B. The practice and perception of intensive care staffusing the closed suctioning system. Journal of Advanced Nursing, 1998, 285: 1020 –1029.

［6］ Crimslick J, et al. The closed tracheal suction system: implications for critical care nursing. Dimensions of Critical Care Nursing, 1994, 136: 292 –300.

［7］ Sengupta P, Sessler DI, Maglinger P, et al. Endotracheal tube cuff pressure in three hospitals, and the volumerequired to produce an appropriate cuff pressure. BMC Anesthesiol, 2004, 4: 8.

［8］ Sole ML, Su X, Talbert S, et al. Evaluation of an intervention to maintain endotracheal tube cuff pressure within therapeutic range. Am J Crit Care, 2011, 20: 109 –117.

［9］ Nseir S, Brisson H, Marquette CH, et al. Variations in endotracheal cuff pressure in intubatedcritically ill patients: prevalence and risk factors. Eur J Anaesthesiology, 2009, 26: 229 –234.

［10］ Howard WR. Bench study of a new device to display and maintain stableartificial airway cuff pressure. Respir Care, 2011, 56: 1506 –1513.

［11］ Labeau S, Bleiman M, RelloJ, et al. Intensive care nurses knowledge and management of tracheal tube cuffs (abstract). Intensive Care Med, 2009, 35: 203.

[12] Hoffman RJ, Parwani V, Hahn IH. Experienced emergency medicine physicians cannot safely inflate or estimate endotracheal tube cuff pressure using standard techniques. Am JEmerg Med, 2006, 24 (2): 139 – 143.

[13] Parwani V, Hoffman RJ, Russell A, et al. Practicing paramedics cannot generate or estimate safe endotracheal tube cuff pressure using standard techniques. PrehospEmerg Care, 2007, 11 (3): 307 – 311.

[14] Stewart SL, Secrest JA, Norwood BR, et al. A comparison of endotracheal tube cuff pressures using estimation techniques and direct intracuff measurement. AANA J, 2003, 71 (6): 443 – 447.

[15] Grmec S. Comparison of three different methods to confirm tracheal tube placement in emergency intubation. Intensive Care Med, 2002, 28 (7): 701 – 704.

[16] Hsieh KS, Lee CL, Lin CC, et al. Secondary confirmation of endotracheal tube position by ultrasound image. Crit Care Med, 2004, 32: 374 – 377.

[17] Chun R, Kirkpatrick AW, Sirois M, et al. Where's the tube? Evaluation of hand-held ultrasound in confirming endotracheal tube placement. Prehospital Disaster Med, 2004, 19 (5): 366 – 369.

[18] Retamal J, Castillo J, Bugedo G, et al. Airway humidification practices in Chilean intensive care units. Rev Med Chile, 2012, 140: 25 – 30.

[19] Branson RD, Campbell RS, Chatburn RL, et al. AARC clinical practice guideline. Humidification during mechanical ventilation. American Association for Respiratory Care, 1992, 37: 887 – 90.

[20] Haitham S, Ashry A, Modrykamien A. Humidification during mechanical ventilation in the adult patient. Biomed Res Int, 2014, 71: 54 – 34.

[21] Branson RD. The ventilator circuit and ventilator-associated pneumonia. Respir Care, 2005, 50: 774 – 785.

[22] Fink J, Ari A. Aerosol delivery to intubated patients. Expert Opin Drug Deliv, 2013, 10: 1077 – 1093.

[23] Ari A, rink JB, Dhand R. Inhalation therapy in patients receiving mechanical ventilation: an update. J Aerosol Med Palm Drug Deliv, 2012, 25: 319 – 332.

[24] Fink JB, Dhand R, Grychowski J, et al. Reconciling in vitro and in viro measurements of aerosol delivers from a metered-dose inhaler during mechanical ventilation and defining efficiency-enhancing factors. Am J Respir Crit Care Med, 1999, 159: 63 – 68.

[25] Calvert LD, Jackson JM, White JA, et al. Enhanced delivery of nebulised salbutamol dnrlng noninvasive ventilation. J of Pharmacy and Pharmacology, 2006, 58: 1553 – 1557.

[26] Fabregas N, Ewig S, Tortes A, et al. Clinical diagnosis of ventilator associated pneumonia revisited: comparative vatidation using immediate postmortem lung biopsies. Thorax, 1999, 54: 867 – 873.

[27] Papazian L, Thomas P, Garbe L, et al. Bronehoscopic or blind sampling techniques for the diagnosis of ventilator-associated pneumonia. Am J Respir Crit Care Med, 1995, 152: 1982 – 1991.

[28] Marquette CH, Copin MC, Wallet F, et al. Diagnostic tests for pneumonia in ventilated patients: prospective evaluation of diagnostic accuracy using histology as a diagnostic gold standard. Am J Respir Crit Care Med, 1995, 151: 1878 – 1888.

[29] Torres A. Diagnosing ventilator associated pneumonia. N Engl J Med, 2004, 350: 433 – 435.

[30] Koenig sM, Tnlwit JD. Ventilator associated pneumonia: diagnosis, treatment, and prevention. Clin Micmbiol Rev, 2006, 19: 637 – 657.

[31] Bouderka MA, Fakhir B, Bouaggad A, et al. Early tmcheostomy Versus prolonged endotracheal intubation in severe head injury. J Tmuma, 2004, 57: 251 – 254.

[32] Leasure AR, stirlen J, Lu sH. Prevention of ventilator associated pneumonia through aspiration of subglottic secretions: a systematic review and meta-analysis. Dimens Crit Care Nurs, 2012, 31: 102 – 117.

[33] Vall J, Anas A, Rello J, et al. continuous aspimtion of subdottic secretions preventing ventilato associated pneumonia. Ann Intem Med, 1995, 122: 179 – 186.

[34] Frankenstein L, Nelles M, Meyer FJ, et al. Validity, prognostic value and optimal cutoff of respiratory muscle strength in patients with chronic heart failure changes with beta-blocker treatment. Eur J Cardiovasc Prev

Rehabil, 2009, 16: 424.

[35] AARC. Clinical Practice Guideline. Respir Care, 2012, 57 (5): 782 – 788.

[36] Dhand M, Tobin J. Bronchodilator delivery with metered – dose inhalers in mechanically-ventilated patients. Eur Respir, 1996, 9: 585 – 595.

[37] Nora H Cheung MD. Tracheostomy: Epidemiology, Indications, Timing, Technique, and Outcomes. Respiratory Care. 2014, 59 (6): 895 – 919.

[38] Jean-Pierre Frat, et al. High-Flow Oxygen through Nasal Cannula in Acute Hypoxemic Respiratory Failure. N Engl j Med, 2015, 372 (23): 2185 – 2196.

[39] 中华医学会呼吸病学分会. 雾化吸入疗法在呼吸疾病中的应用专家共识. 中华医学杂志, 2016, 96 (34): 2696 – 2708.

[40] 中华医学会呼吸病学分会. 无创正压通气临床应用专家共识. 中华结核和呼吸病学杂志, 2009, 32 (2): 86 – 98.

[41] 中华医学会呼吸病学分会. 急性呼吸窘迫综合征患者机械通气指南（试行）. 中华医学杂志, 2016, 96 (6): 404 – 424.

[42] 中华医学会重症医学分会. 慢性阻塞性肺疾病急性加重患者机械通气指南. 中国急诊医学杂志, 2007, 16 (4): 350 – 357.

[43] 中华医学会呼吸病学分会. 机械通气时雾化吸入专家共识（草案）. 中华结核和呼吸杂志, 2014, 37 (11): 812 – 815.

[44] 国内急诊/重症相关专家小组. 支气管镜在危重症临床应用的专家共识. 中华急诊医学杂志, 2016. 25 (9): 568 – 572.

[45] 中华医学会重症学分会. 呼吸机相关性肺炎诊断、预防和治疗指南. 中华内科杂志, 2013, 52 (6).

[46] 中华医学会重症医学分会. 中国重症患者转运指南（草案）. 中国危重症病急救医学, 2010, 22 (6): 328 – 330.

[47] 中华医学会呼吸病学分会. 中国机械通气临床应用指南. 中国危重症病急救医学, 2007, 19 (2): 65 – 72.

[48] 中学医学会呼吸病学分会. 人工气道气囊的管理专家共识》（草案）. 中华结核和呼吸杂志, 2014, 37 (11): 816 – 819.

[49] 解立新, 刘又宁. 不同原因所致呼吸衰竭的机械通气测略. 中华结核和呼吸杂志, 2008, 31 (10): 795 – 797.

[50] 解立新, 刘又宁. 容积控制通气的发展演变与临床应用. 中华结核和

呼吸杂志，2014，37（3）：232－234.

[51] 袁月华，应可净. 压力支持通气的发展演变和临床应用. 中华结核和呼吸杂志，2014，37（4）：313－315.

[52] 陈宇清、周新. 压力控制通气的发展演变与临床应用，中华结核和呼吸杂志，2014，37（2）. 156－158.

[53] 周明根，黄子通，蒋龙元，等. 适应性支持通气在部分支持通气中对呼吸力学和呼吸功的影响. 中华急诊医学杂志，2006，15：61－63.

[54] 张建恒，罗群，张会锦，等. 无创比例辅助通气与压力支持通气不同辅助水平对慢性阻塞性肺疾病患者呼吸做功的影响，中华结核和呼吸杂志2017，40（6）.

[55] 谭志坚，杨东，郑则广. 呼吸机触发技术的现状和新进展. 中国实用内科杂志，2009，24（4）.

[56] 刘晔，代冰，苏佳，等. 家庭无创通气对重症慢性阻塞性肺疾病稳定期患者疗效的荟萃分析. 中华结核和呼吸杂志，2017，40（5）：354－361.

[57] 王丽娟，夏金根，杨晓军. 成人经鼻高流量氧气湿化治疗的应用进展，中华结核和呼吸杂志，2016，39（2）：153－157.

[58] 温林. 呼吸机的管理与维护. 中药与临床. 2007，26（4）：310－311.

[59] 詹庆元，王辰. 肺康复手法治疗急性呼吸窘迫综合征. 国际呼吸杂志，2005，25（7）：520－523.

[60] 罗祖金，詹庆元. 声门下滞留物引流的操作及临床应用. 中国呼吸与危重监护杂志，2007，6（5）：397－399.

[61] 马壮，陈萍，高燕，等. 危重哮喘机械通气治疗的应用. 国际呼吸杂志，2005，25（4）：245－247.

[62] 许启霞，詹庆元，王辰，等. 俯卧位通气联合肺复张手法对急性呼吸窘迫综合征犬氧合及肺内分流的影响. 中华结核和呼吸杂志，2008，31（5）：341－347.

[63] 许启霞，詹庆元，王辰，等. 俯卧位通气加肺复张对急性呼吸窘迫综合征的作用. 中华危重症急救医学，2008，20（10）：592－596.

[64] 张志远，陈萍，戚好文，等. 重症哮喘机械通气治疗指正的探讨. 中国全科医学，2006，9（12）：973－975.

[65] 张志陈，张秀銮，张元媛，等. 呼吸机管路系统管理与呼吸机相关性肺炎. 中华医学感染学杂志，2007，17（4）：422－423.

［66］郭瑞表，郭淑华，王德龙，等. 机械通气患者呼吸机报警原因分析及处理. 中国医疗设备，2005，20（6）：11－12.

［67］王辰. 呼吸治疗教程. 北京：人民卫生出版社，2010.

［68］俞森洋. 现代机械通气的监护和临床应用. 北京：中国协和医科大学出版社，2000.

［69］陈晓梅，王可富. 呼吸机临床应用指南. 山东：山东大学出版社. 2005.

［70］李亚军，王胜昱. 呼吸解剖与生理学. 西安：世界图书出版公司. 2014.

［71］袁月华，郭丰. 呼吸治疗学精要. 北京：人民军医出版社，2014.

［72］王辰，席修明. 危重症医学. 北京：人民卫生出版社，2012.

［73］葛均波，徐永健. 内科学. 北京：人民卫生出版社，2013.

［74］张翔宇. 机械通气手册. 北京：人民卫生出版社，2013.

［75］朱家成，刘金荣. 呼吸机波形快速判读. 新北：合记图书出版社，2014.